Möller

Endlich essen, was ich will

Verlag Hans Huber

Ratgeber Psychologie

HUBER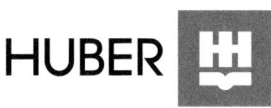

Gisela Möller

Endlich essen, was ich will

Wie Sie Ihren eigenen Weg
zum richtigen Essverhalten finden

Verlag Hans Huber

Programmleitung: Tino Heeg
Lektorat: Eva Henle, Wien
Herstellung: Jörg Kleine Büning
Umschlaggestaltung: Total Italic, Berlin/Amsterdam
Druckvorstufe: punktgenau gmbh, Bühl
Druck und buchbinderische Verarbeitung:
AALEXX Buchproduktion GmbH, Großburgwedel
Printed in Germany

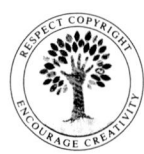

Bibliografische Information der Deutschen Nationalbibliothek
Die Deutsche Nationalbibliothek verzeichnet diese Publikation in der Deutschen
Nationalbibliografie; detaillierte bibliografische Daten sind im Internet über
http://dnb.d-nb.de abrufbar.

Anregungen und Zuschriften bitte an:
Verlag Hans Huber
Lektorat Psychologie
Länggass-Strasse 76
CH-3000 Bern 9
verlag@hanshuber.com
www.verlag-hanshuber.com

1. Auflage 2013
© 2013 by Verlag Hans Huber, Hogrefe AG, Bern
(E-Book-ISBN [PDF] 978-3-456-95212-3)
(E-Book-ISBN [EBOOK] 978-3-456-75212-9)
ISBN 978-3-456-85212-6

Inhaltsverzeichnis

Vorwort 9

Einführung 13

Kapitel 1:
Schlank durch mehr Wissen? 17

Warum das beste Ernährungswissen an Ihrem Essverhalten
scheitert 17
Wie Sie zu Ihrem Essverhalten gekommen sind 21

Kapitel 2:
Eingefahrene Spurrillen und unberührter Schnee 27

Was haben Sie mit dem Hund von Herrn Pawlow zu tun? 27
Was haben Gewohnheiten, Spurrillen und Autopiloten
gemeinsam? 31
Warum macht falsche Konditionierung dick? 33

Kapitel 3:
Wie Dickhäuter auf falsche Wirklichkeiten hereinfallen 43

Eine Denkgewohnheit ist nicht die Wirklichkeit 43
Fürs Leben gelernt: Ist Hilflosigkeit Schicksal? 46
Wie Diäten Sie Hilflosigkeit lehren 51

Kapitel 4:
Was Hänschen nicht lernt, kann Hans doch noch lernen 61

Warum Selbstwirksamkeit das beste Gegenmittel für erlernte
Hilflosigkeit ist 61
Warum Selbstwirksamkeit schlank macht 68

Kapitel 5:
**Was Mamas Busen mit Pudding zu tun hat
und warum Essen beruhigt** 81

Wie bringen Sie Ihren Körper dazu, weniger Hunger zu haben
und früher satt zu sein? 82
Wie Ihr Körper Sie dabei unterstützt, selbstbestimmt zu essen . 90
Wie können Sie sich auch ohne Essen beruhigen? 92

Kapitel 6:
Wie sich Kartoffelpuffer in Gedankenpuffer verwandeln 103

Essen beginnt im Kopf: Denkgewohnheiten produzieren
Wirklichkeit 104
Warum Sie Essgedanken als Puffer zwischen sich und die
Wirklichkeit schieben 110
Warum Kartoffelpuffer-Fantasien und Achtsamkeit ein
gutes Team sind 112

Kapitel 7:
**Wenn der innere Erwachsene aus dem Haus ist,
tanzt der Nimmersatt auf dem Tisch** 127

Ihr Nimmersatt ertrinkt im Meer kindlicher Gefühle 128
Mit kindlichen Emotionen erwachsen umgehen 133
Wie Sie Gefühle fühlen, statt sie mit Essen
hinunterzuschlucken 138

Kapitel 8:
Kind, du musst doch was essen!
Wann Beziehungen dick machen

Wann Beziehungen dick machen 149

Wie Sie die soziale Nötigung zum Essen beenden 153
Wie Sie die Zeit mit anderen auch ohne Essen genießen 161

Kapitel 9:
Die Magie des selbstwirksamen Essverhaltens:
positive Disziplin

positive Disziplin 165

Auswege aus dem Esslabyrinth: zwei Beispiele 165
Warum für Sie positive Disziplin ein Segen ist 168
Happy End: Was das Beste an Ihrem neuen Essverhalten ist ... 171

Dank 173

Kurse, Coaching und Kontakt 175

Literatur 177

Vorwort

Es ist warm, ein lauer Luftzug streift die Haut an meinen Armen. Ich sitze vor dem Hauseingang auf den Stufen in der Sonne. Eine Frauenzeitschrift auf den Knien schaue ich versonnen das Sträßchen entlang, in dem ich wohne. Ich bin elf Jahre alt und habe soeben beschlossen, meine erste Diät zu machen. Endlich beginnt ein besseres Leben für mich. Wenn ich mein Essen kontrollieren kann, dann hören die Mädchen in meiner Klasse auf, mich herumzuschubsen, dann bin ich eine von ihnen. Dann werde ich gute Noten schreiben, denn wenn ich meine Ernährung kontrollieren kann, werde ich auch alles andere richtig machen. Meine Mutter wird mich gern haben, denn ich werde mich ab jetzt immer untadelig benehmen.

Heute als Erwachsene sehe ich, wie naiv es war zu glauben, Diäten würden all meine Probleme lösen. Sie haben neue Probleme entstehen lassen. Jedes Scheitern einer Diät hat mich tiefer in eine Spirale der allmählichen Selbstabwertung rutschen lassen. Der Tiefpunkt war die Überzeugung, ich wäre unfähig, beim Essen auch nur die geringste Disziplin aufzubringen.

Gleichzeitig hat die Entscheidung für meine erste Diät mich auf einen Weg geschickt, unermüdlich nach dem Schlüssel zu suchen, wie ich mein Essen stimmig gestalten könnte. Auf meiner Suche ist mir nur wenig Hilfreiches begegnet. Ich habe Unmengen an Büchern über Ernährung und Abnehmen gelesen, vieles ausprobiert und irgendwann begriffen, dass diese Informationen mir nicht weiterhelfen, weil sie den Kern meiner Erfahrungen mit dem Essen nicht berühren.

Ein anderer Zweig meiner Suche führte mich in eine ausgedehnte Therapielandschaft. Mein Weg mäanderte durch Psychoanalyse, Körpertherapie, zahllose andere Workshops und Selbsterfahrungseinheiten. Diese Erlebnisse waren intensiv und die so gewonnenen Einsichten sehr hilfreich, um mein Leben in die eigenen Hände zu nehmen.

Aber im Moment der Entscheidung «Esse ich das jetzt oder nicht» habe ich mich immer alleingelassen gefühlt. Obwohl ich mein Leben immer mehr nach eigenen Vorstellungen gestalten konnte, blieb mein Umgang mit Essen davon gänzlich unberührt, als läge er auf einer anderen Ebene. Es gelang mir nicht, all das Gelernte auch auf das Essen zu übertragen.

Es war, als würde ich Unmengen von Erde umwälzen und durchsieben, um winzige Erkenntnissplitter daraus zu schürfen, wie Disziplin, Kontrolle und Steuerung beim Essen auf gute Weise funktionieren. Mit der Zeit konnte ich diese Splitter zu einem Ganzen zusammensetzen. Endlich, endlich begann der Knoten ums Essen sich zu lösen. Mein Essverhalten war nicht länger ein Kampf. Ich konnte mich entspannen, das Essen loslassen, meinen seelischen Hunger angemessen stillen.

Seit vielen Jahren arbeite ich als Trainerin und Coach. Aus meinen Kursen, Vorträgen und Einzelsitzungen für ein selbstbestimmtes Essverhalten weiß ich, dass viele Menschen auf derselben Suche sind.

Offensichtlich suchen auch Sie. Ihre Suche nach einer Möglichkeit, mit Essen so umzugehen, dass es für Sie stimmig ist, hat uns mit diesem Buch zusammengeführt.

Essen ist ein Symbol. Essen steht dafür, ob Sie in Ihrem Leben die Macht und das Recht haben, zu gestalten und eigensinnig zu sein. Deshalb kann es für Sie sehr wichtig sein, den Knoten in Ihrem Essverhalten zu lösen – damit Sie frei sind. Frei, damit Sie weitergehen können zu den Themen, die in Ihrem Leben noch wichtig werden sollen: Ihrer Berufung, Ihrer Liebe, Ihrer Lebensfreude, Ihrer Verbundenheit zu allem, was zählt, Ihrem inneren Frieden mit sich und der Welt.

Mein Wunsch ist es, Ihnen mit diesem Buch Einsichten, Verständnis, aber auch das Werkzeug an die Hand zu geben, damit Sie ein selbstwirksames Essverhalten entwickeln können. Selbstwirksam heißt, nicht das Essen hat Kontrolle über Sie, sondern Sie bestimmen, was, wann und wie viel Sie essen – und es geht Ihnen gut dabei. Essen wird wieder unkompliziert. Dass Sie dabei wahrscheinlich ein paar Lerneffekte für sich mitnehmen, die über Ihr Essverhalten hinausgehen, ist ein angenehmer Nebeneffekt.

Ich habe größten Wert darauf gelegt, dass mein Buch Ihnen bietet, was mir bei anderen zum Thema häufig fehlt: eine Brücke von der Theorie zur Praxis, einen anschaulichen Übertrag der Ideen auf Ihr konkretes Essverhalten. Denn Essgewohnheiten, die Sie über Jahrzehnte hinweg gelebt und verankert haben, lassen sich oft nicht über Nacht aushebeln und durch ein neues Verhalten ersetzen. Eine schlüssige Erklärung, warum es falsch läuft, reicht allein nicht für eine Umstellung. Sie brauchen umsetzbare Handlungsvorgaben und handhabbare Ratschläge. Deshalb enthält dieses Buch Fallbeispiele, die ich mit Ihnen zusammen auswerte. Außerdem finden Sie am Ende jedes Kapitels Übungen, mit denen Sie Ihr altes Essverhalten entschlüsseln und einen neuen, selbstbestimmten Zugang entwickeln können.

Vielleicht sind Sie mit Ihrem Essverhalten bereits an einem Punkt angelangt, wo Sie nur noch einige Schlüssel und das letzte Quäntchen Entschlusskraft brauchen, um die alten Gewohnheiten hinter sich zu lassen und es von heute auf morgen anders zu machen.

Möglicherweise brauchen Sie jedoch noch mehr Vorbereitung, müssen erst noch mehr Zuversicht aufbauen, dass auch Sie es schaffen können. Und vielleicht brauchen Sie Ihre Kraft gleichzeitig auch noch für ein paar andere Baustellen in Ihrem Leben.

Lesen Sie das Buch trotzdem. Es kann seine Wirkung unterschwellig entfalten, indem es Anker in Ihnen setzt, um die sich mit der Zeit nachhaltige Erkenntnisse und Erfahrungen in Bezug auf Ihre Stärken beim Essen festigen. Es ist nicht wichtig, dass Sie Ihr Essverhalten schnell verändern. Es ist wichtig, dass Sie langsam hineinwachsen in ein selbstbestimmtes Handeln, das zu Ihnen passt und das Sie zufrieden und glücklich macht. Haben Sie Geduld mit sich. Was zählt, ist, dass Sie am Ende gut ankommen.

Vielleicht haben Sie Phasen, in denen Sie ein selbstbestimmtes Essverhalten erleben, fallen dann aber für lange Zeit, manchmal für Jahre, wieder in Altgewohntes zurück, mit dem Sie unglücklich sind. Das ist kein Beinbruch. Sie können jederzeit wieder zurück in Ihr neues Essverhalten finden. Mit jeder Runde trainieren Sie, sodass Sie nach einem Rückfall auch wieder «vorfallen» können und besser an das neue und bereits geübte Essverhalten anknüpfen können.

Bücher haben eine bestimmte Einflusskraft, was Veränderungen angeht. Sie wirken oft unterschwellig und nachhaltig und begleiten

Ihren Weg längere Zeit. Dieses Buch ist als Begleiter angelegt, in dem Sie immer wieder lesen können. Auch auf die Übungen können Sie mehrmals zurückgreifen, sodass sie ihre Wirkung nach und nach entfalten können. Die so gesammelten Erfahrungen sinken allmählich immer tiefer in Sie hinein und arbeiten in Ihnen.

Ich sehe in jedem Menschen das Potenzial, glücklich und erfüllt zu leben. In meiner Arbeit suche ich immer nach dem Eigensinn eines Menschen. Der Eigensinn ist für mich die ureigenste Qualität eines Menschen – sein persönlicher Schatz. Meine Aufgabe ist es, meine Klienten zu ermutigen, ihren Eigensinn zu entdecken und zu entwickeln. Ich begleite sie dabei, ihr Ureigenstes zur Blüte zu bringen.

Einführung

Dieses Buch ist eine dichte Zusammenstellung verschiedener Ideen dazu, wie Menschen ihre Handlungen und damit sich selbst managen können. Diese Denkansätze sind nicht unbedingt neu, aber in der hier gebotenen Zusammenstellung ermöglichen sie einen neuen Blickwinkel auf das Thema und helfen, Essen wieder zu einer gelösten Erfahrung zu machen.

In diesem Buch sind drei Begriffe ganz zentral, die nicht im Geringsten «sexy» sind: Essverhalten, erlernte Hilflosigkeit und Selbstwirksamkeit. Seit Jahren denke ich darüber nach, wie ich diese Wörter schöner verpacken könnte, aber ich habe keine Begriffe gefunden, die so klar beschreiben, worum es hier wirklich geht. Deswegen habe ich mich entschlossen, Ihnen diese Wörter zuzumuten.

«Sexy» dagegen ist das, was diese drei Begriffe an Gehalt mitbringen. Ich werde ausführlich erklären, was es mit ihnen auf sich hat und wie sich erlernte Hilflosigkeit beziehungsweise Selbstwirksamkeit im Essverhalten niederschlagen. Aber alles der Reihe nach – hier eine Vorschau auf das, was Sie erwartet:

Im ersten Kapitel erfahren Sie, wie Sie Ihr Essverhalten erlernt haben – denn das geschieht nicht über einen bewussten, vernunftgesteuerten Lernprozess.

Im zweiten Kapitel geht es um Gewohnheitsbildung und darum, was an Gewohnheiten gut und was ungünstig ist. Dabei gehe ich auch darauf ein, wie unsere Essgewohnheiten entstehen.

Im dritten Kapitel lesen Sie. warum die Umstellung von Essgewohnheiten häufig scheitert. Ich führe hier den Schlüsselbegriff erlernte Hilflosigkeit ein, der Sie durch das ganze Buch begleiten wird.

Im vierten Kapitel lernen Sie das Gegenmittel gegen Hilflosigkeit kennen: Selbstwirksamkeit. Auch dieser Schlüsselbegriff wird Sie von da an begleiten.

Solchermaßen vorbereitet befassen wir uns in den darauffolgenden vier Kapiteln ausgiebig mit Ihrem Essverhalten und seinen vier Gewohnheitsebenen: der körperlichen, der gedanklichen, der emotionalen Ebene und der Beziehungsebene.

Im fünften Kapitel erfahren Sie, wie Ihnen Körpersignale dabei helfen, selbstbestimmt zu essen, weiter wie Anspannung, Essen und Ruhe zusammenhängen.

Im sechsten Kapitel geht es darum, in welcher Form Gedanken häufig Ihr Handeln vorbereiten. Gedanken an Nahrung sind verdächtige Übeltäter, wenn Sie zu viel essen.

Im siebten Kapitel sehen Sie, wie Emotionen und Essen oft miteinander verknüpft sind und welche Möglichkeiten Sie haben, mit Gefühlen gut umzugehen, ohne dabei das Essen ins Spiel zu bringen.

Und schließlich finden Sie im achten Kapitel heraus, wie Ihr gewohnter zwischenmenschlicher Umgang und die Erwartungen anderer Ihnen gegenüber dafür sorgen, dass Sie mehr essen, als Sie wollen.

Im neunten Kapitel sehen Sie zwei Beispiele für einen gelungenen Ausweg aus dem Esslabyrinth. Es wird klar, dass mit Selbstwirksamkeit eine positive Disziplin entwickelt werden kann, die Ihnen auch in anderen Lebensbereichen hilft.

Zwischendurch werden Ihnen immer wieder zwei Frauen begegnen, Cora und Susanne[1]. Ihre Geschichten zeigen anschaulich, wie sich die Ideen von Hilflosigkeit und Selbstwirksamkeit im Alltag auf das Essverhalten auswirken. Jede der beiden hat ihre eigene Geschichte ums Essen. Jede hat aber auch ihren eigenen Ausweg aus ihrem hilflosen Essverhalten gefunden.

Am Anfang jedes Kapitels werden Sie eine kurze Zusammenfassung der vorhergehenden Inhalte finden, damit Sie das Buch auch querlesen oder die Kapitel in anderer Reihenfolge lesen können. So können Sie nach Belieben in jedes Kapitel einsteigen, ohne den Faden zu verlieren.

---

1 Ihre Namen sind erfunden, ihre Geschichten nicht.

Am Ende jedes Kapitels finden Sie einen Merksatz, der den Inhalt des vorher Dargestellten prägnant zusammenfasst. Anschließend folgen Übungen.

Die Übungen sollen Sie dazu einladen, Ihre eigenen Essgewohnheiten zu überdenken und mit neuen Erfahrungen zu spielen. Die kleinen Experimente geben Ihnen Gelegenheit, anders geartete Zugänge zu Ihrem Essverhalten zu erleben. Durch meine Erfahrungen aus den Kursen und Coachings weiß ich, dass hier so manche Überraschung auf Sie wartet. Vielleicht stellen Sie fest, dass Ihr Essverhalten anders funktioniert, als Sie dachten, und dass es viele neue Ansatzmöglichkeiten für Sie zu entdecken und anzuwenden gibt.

Sie können diese Übungen immer wieder durchführen. So werden sie nach und nach vertrauter, wandeln sich zu neuen Gewohnheiten und driften so in Ihren Alltag hinein. Schließlich stehen sie als selbstverständliche Verhaltensweisen stets zur Verfügung – Sie haben ein selbstbestimmtes Essverhalten entwickelt.

Kapitel 1:
Schlank durch mehr Wissen?

Die zwei bestimmenden Faktoren fürs Abnehmen sind klar: Wie viele Kalorien nehmen Sie zu sich und wie viele verbrauchen Sie? Den Kalorienverbrauch können Sie noch einmal aufteilen in Grundumsatz und zusätzlichen Umsatz. Der Grundumsatz ist die Kalorienmenge, die Sie schon dadurch verbrauchen, dass Sie am Leben sind, dass Sie atmen, Ihr Herz schlägt und Ihr Körper alle Grundfunktionen aufrechterhält. Ein zusätzlicher Umsatz entsteht dann, wenn Sie im Alltag aktiv sind und sich bewegen, wenn Sie Sport treiben, denken, Stress haben oder es um Sie herum kalt ist.

Ich könnte Sie jetzt über Ihren wahrscheinlichen Kalorien-Tagesumsatz, Ihren täglichen Eiweiß- und Vitamin-B6-Bedarf belehren – doch ich erspare es Ihnen. Dafür gibt es bereits eine schier unübersehbare Masse ausgezeichneter Bücher, Infos im Internet und auch erprobte Kurse zum Thema Ernährung. All dieses Wissen ist gut und wichtig, wenn Sie abnehmen wollen. Es hilft Ihnen zu beurteilen, wie Ihr zukünftiger Speiseplan aussehen könnte, wenn Sie sich gesundheitlich nachhaltig ernähren wollen.

Warum das beste Ernährungswissen an Ihrem Essverhalten scheitert

Ich vermute, Sie haben bereits versucht, abzunehmen. Und offensichtlich waren Sie damit leider nicht oder nur vorübergehend erfolgreich, denn sonst würden Sie dieses Buch nicht lesen. Ich nehme an, dass Sie sogar mehr als einmal versucht haben, Gewicht zu verlieren. Damit sind Sie nicht allein …

Bereits im zarten Alter von elf Jahren haben 16 % aller Mädchen und 8 % aller Jungen Diäterfahrung. Mit siebzehn sind es sogar schon 49 % aller Mädchen und 11 % aller Jungen[2]. Das heißt, dass vorsichtig geschätzt die Hälfte aller Frauen und immerhin ein Zehntel aller Männer gerne weniger essen würden, das aber nicht schaffen. Woran liegt das?

Wissen ist nur die eine Seite der Medaille. Wenn Sie abnehmen wollen, müssen Sie tatsächlich etwas anders machen als bisher. Es reicht nicht, alles über Ernährung zu wissen, wenn Sie nichts davon umsetzen. Sie müssen dafür sorgen, dass real besser geeignete Nahrungsmittel und davon weniger in Ihren Magen wandern. Und zwar nicht nur ab und zu oder für die Dauer einer Woche, sondern für den Rest Ihres Lebens. Lebenslänglich!

Egal ob Sie eine Diät zum Abnehmen befolgen wollen, ob Sie fasten, weil Sie sich entgiften wollen, ob Sie aus ethischen Gründen lieber vegan leben würden oder ob Sie sich gesund ernähren wollen – die Krux bleibt immer die gleiche: Es gilt für Sie, dauerhaft die Disziplin aufzubringen, Ihr Essverhalten selbstbestimmt zu steuern.

Wären Sie als Mensch ein rein rational gesteuertes Wesen, so könnten die unzähligen Vernunftargumente bezüglich Abnehmen Sie garantiert überzeugen, Ihr Wunschgewicht anzusteuern und zu halten. Mit jedem Pfund, das Sie abnehmen, verringern Sie Ihr Risiko, an Krebsarten wie Darm- oder Brustkrebs zu erkranken. Jedes verlorene Kilo auf der Waage bringt Ihnen im Durchschnitt eine Maßeinheit Blutdruck weniger. Sie mindern also durch Abnehmen die Gefahr von Herz- und Kreislauferkrankungen deutlich und steigern de facto Ihre Lebenserwartung. Ihr Schlaganfallrisiko sinkt drastisch. Ebenso geht Ihr Risiko für Diabetes stark zurück und Sie schützen sich vor Gelenkverschleiß.

Hinzu kommt, dass eine schlanke Figur in unserer Gesellschaft als attraktiv und erstrebenswert angesehen wird. Sie finden mehr Auswahl an passenden Kleidungsstücken in den Geschäften und müssen

---

2 Quelle: Bauer Media Group. «Iconkids & Youth». Umfragezeitraum: 7.1. bis 25.2.2009. Ort der Erhebung: Deutschland. Anzahl der Befragten: 1 228 Kinder/ Jugendliche im Alter zwischen 11 und 17 Jahren

sich nicht mit nervigen Ansinnen herumschlagen, ob Sie als überge-wichtige Person einen zweiten Sitzplatz im Flugzeug oder einen Bei-tragzuschlag für Risiko-Mitglieder bei Ihrer Krankenkasse bezahlen sollten. Rein vernunftmäßig spricht alles hundertprozentig dafür, schlank zu sein oder dafür zu sorgen, dass Sie es schnell werden.

Natürlich funktioniert unser Denken so, dass wir rationale Argu-mente bis zu einem gewissen Grad in unsere Entscheidungen ein-fließen lassen. Wir sehen uns gern als vernunftgesteuerte Wesen, die selbstständig denken und frei handeln können. Wir studieren Statis-tiken oder Kalorientabellen, kalkulieren die Ausgaben für unser neues Auto oder ob wir noch eine Kartoffel essen können, ohne unser Soll überzustrapazieren. Wir planen den Urlaub oder unseren nächsten Diättag, wägen ab, ob wir das kleinere oder das größere Haus kaufen sollen und ob wir langsamer oder schneller drei Kilo verlieren wollen. Aber wenn wir ehrlich sind, dann ist der Einfluss von Vernunft in un-serem Leben begrenzt. Manchmal lieben wir die falschen Männer oder Frauen, kaufen die falschen Schuhe und gehen zu spät ins Bett, als dass wir am nächsten Tag ausgeschlafen sein könnten. Auch beim Essen hat unsere Vernunft einen gewissen Einfluss, aber der endet schnell vor dem Tiramisu am nächsten Partybuffet.

Der natürliche Gegenspieler der Vernunft ist allseits bekannt, im Volksmund nennen wir ihn den «inneren Schweinehund». Dieser innere Schweinehund schafft es immer wieder, die Vernunft auszu-hebeln und unsere guten Vorsätze schon an der nächsten Straßenecke kläglich wieder zu verraten. Sein Trick ist es, Gefühle ins Feld zu füh-ren, sie deutlich ihre Stimme erheben zu lassen und damit einen emotionalen Leidensdruck zu erzeugen, der uns weich werden lässt – wir knicken mit unserem Essverhalten ein. Wer genau der innere Schweinehund allerdings ist oder wie genau er vorgeht, das ist uns nicht klar. Wir suchen jedenfalls nach einer Lösung, unseren Antrieb zum Essen irgendwie im Zaum zu halten, damit er uns keinen Strich durch unsere Gewichtsrechnung macht.

Jetzt liegt die Idee nahe, mehr Vernunft wäre die Lösung für unser Gewichtsproblem. Könnten wir es schaffen, unsere Gefühle zu unter-drücken und nur auf den Verstand zu hören, dann müsste es doch gelingen, mit vorbildlicher Essdisziplin zügig Kilo um Kilo zu verbren-nen. Disziplin ist tatsächlich eine unserer machtvollsten und wirksamsten Mitstreiterinnen im Kampf um Gewicht und gesundes Essen. Sie hilft uns die Regeln zu befolgen, die wir selbst oder andere uns auferlegt haben. Disziplin macht es uns möglich, die leckere Whisky-Trüffel-Eiscreme am Eisstand vor uns nicht sofort hier und jetzt vertilgen zu müssen, sondern mit dem Kauf warten zu können bis morgen Nachmittag. Dieses Verhalten heißt Bedürfnisaufschub. Wir wollen das Eis eigentlich jetzt sofort, schaffen es aber, die Befriedigung des Wunsches auf morgen zu verschieben. Als Kleinkind konnten wir das noch nicht. Haben Sie schon einmal gesehen, wie manches Kind im Alter von zwei Jahren reagiert, wenn es unbedingt ein Eis haben will, seine Mama aber ein unerschütterliches Nein dagegenhält? Es bricht in Tränen aus und liefert eine dramatische Einlage. Das Kind muss erst lernen, den Schmerz zu ertragen, wenn seine Bedürfnisse nicht augenblicklich erfüllt werden. Dieses schmerzhafte Training in Sachen Bedürfnisaufschub gehört zum Erwachsenwerden.

Viele Menschen hegen eine Art Hassliebe gegenüber Disziplin. Kein Wunder, Disziplin bedeutet nämlich «strenge Zucht und Ordnung bzw. Unterordnung». Das verspricht wenig Spaß. Eine Zeit lang geht das gut. Aber unsere Gefühle lassen sich nur eine gewisse Zeit unterdrücken, dann sorgen sie dafür, dass wir ihnen Beachtung zollen und sie befriedigen. Und deswegen lassen wir die Disziplin nur zu bald wieder links liegen und frönen unseren lustvollen kleinen oder großen Lastern. Wir fallen aus unserem disziplinierten Speiseplan zurück in unsere Laisser-faire-Esserei, wie wir aus qualvoll engen, hochhackigen Pumps wieder in unsere bequemen Hausschlappen schlüpfen.

Dann ist also zu geringe Disziplin tatsächlich die Ursache für übermäßiges Essen? So einfach ist es keineswegs. Immerhin gibt es beispielsweise Frauen, die in ihrem Beruf äußerst diszipliniert sind, beim Essen jedoch überhaupt nicht. Disziplin ist nicht angeboren. Sie entsteht auch nicht in einem inneren, luftleeren Raum in Ihnen, sondern ist eingebettet in das Gebäude Ihrer Werte und Glaubenssätze, Ihrer Erfahrungen und Gefühle und Ihres Selbstbildes. Disziplin ist ein wertvoller Baustein für selbstbestimmtes Essverhalten. Aber ich empfehle Ihnen nicht, einfach die Zähne zusammenzubeißen. Selbstbestimmtes Essen ist viel mehr als nur Disziplin. Sie können sich die Mühe erleichtern, wenn Sie alle Aspekte Ihres Essverhaltens kennen, verstehen und berücksichtigen. Und das soll Ihnen dieses Buch ermöglichen. Wenn Sie weiterlesen und dabeibleiben, werden Sie so nach und nach die vielen anderen Mitspieler im Gewichtspoker kennenlernen. Besonders interessant sind dabei diejenigen, die ganz anders als «vernünftig» funktionieren und hauptsächlich gefühlsbetont agieren.

Darf ich Ihnen diese Mitspieler schon einmal vorstellen? Das sind Ihre körperlichen und Ihre gedanklichen Gewohnheiten (Denken und Vernunft sind keinesfalls dasselbe, wie Sie feststellen werden) sowie Ihre emotionalen und sozialen Gewohnheiten in Bezug auf Essen und Essverhalten.

Wie Sie zu Ihrem Essverhalten gekommen sind

Bevor Sie gleich unter die Lupe nehmen, wie Ihr Essverhalten genau entstanden ist, kurz noch ein paar Sätze zum Lernen. Lernen ist nicht einfach nur das Speichern oder rationale Verstehen von Fakten. Lernen ist viel komplexer.

Als Kleinkind haben Sie gelernt zu gehen. Dieser Prozess hat aber nicht funktioniert, indem Ihre Eltern Ihnen erklärt haben: «… und dann musst du das linke Bein am Knie knicken und dann den Oberschenkel anheben, anschließend den Unterschenkel nach vorne schwingen und den Oberschenkel wieder senken, bis …»

Das hätte nicht gut funktioniert. Denn so gut konnten Sie mit Sprache nicht umgehen, als dass diese Art des Lernens effektiv gewesen wäre. Auch Ihre Geduld und Frustrationstoleranz war noch nicht weit genug entwickelt, um auf eine sprach- und verstandesfokussierte Weise zu lernen. Stattdessen haben Sie mit zwei babygerechten und äußerst erfolgreichen Methoden gearbeitet: Ausprobieren und Nachahmen.

Als Baby haben Sie eine Fülle neuer Bewegungsabläufe entdeckt und mit ihnen experimentiert – einfach so, aus Spaß und Lebensfreude. Einige davon haben Ihnen tolle Handlungsmöglichkeiten eröffnet, und diese haben Sie dann beibehalten. So haben Sie sich das erste Mal in Ihrem Leben vom Rücken auf den Bauch gerollt: Das hat Ihren Babyaugen ermöglicht, auch mal den Boden statt immer nur die Decke zu beobachten. Dann ist die Bauchlage ganz zufällig die optimale

Ausgangsstellung fürs Krabbeln – das war dann der Aufbruch in Ihr nächstes aufregendes Babyabenteuer.

Als Baby haben Sie alle Menschen um sich herum interessiert und lernbegierig beobachtet. Was Sie gesehen haben, haben Sie nachgeahmt, so gut es ging. Dadurch ist in Ihnen die Idee gewachsen, dass Stehen oder Gehen eine ganz normale Sache für Menschen ist. Weil jeder um Sie herum stand und ging, wollten auch Sie es können. Der Wunsch, es Ihren Vorbildern gleichzutun, hat Sie inspiriert und angeregt. Sie haben Bewegungen erfunden und ausprobiert ähnlich denen, die Sie beobachteten. Mit der Zeit ist es Ihnen gelungen, gezielt Bewegungen nachzuahmen und zu kontrollieren.

Diese Art des Lernens funktioniert also ohne rationale Wissensvermittlung. Sie heißt Erfahrungslernen. Und genauso haben Sie auch erlernt, mit Essen umzugehen. Als Kind haben Sie unzählige Nahrungsmittel probiert, mit Ihrem Essverhalten experimentiert und dadurch unterschiedlichste Erfahrungen gesammelt. Wie schmeckt Butter pur? Wie bekomme ich die Gräten aus dem Fisch? Wie schmeckt kalte Pizza? Wie viele Gummibärchen kann ich essen, bis mir schlecht wird? Kann ich Schokoladenpudding mit den Händen essen? All diese sinnlichen Erfahrungen haben Sie und Ihre Einstellung zum Essen geprägt.

Viele Verhaltensweisen, die Sie in Bezug auf Nahrung und Essen ausprobiert und nachgeahmt haben, wurden durch Belohnung verstärkt oder durch Strafen eingedämmt. So haben Sie durch die Rückmeldungen Ihrer Mitmenschen gelernt, bestimmte Verhaltensweisen als erwünscht oder unerwünscht einzuschätzen. Immer wenn Sie belohnt wurden, haben Sie dieses Verhalten öfter gezeigt, um angenehmerweise wieder Lob einzuheimsen. Immer wenn Sie ermahnt, ausgeschimpft oder gar bestraft wurden, haben Sie das unerwünschte Verhalten künftig unterdrückt.

Versetzen Sie sich in die einjährige Cora in ihrem Kinderstühlchen, die zusammen mit ihren Eltern an einem sonnigen Samstag im Mai frühstückt.

Cora hat fast alle Sachen schon einmal gegessen, die auf dem Tisch stehen: Es gibt Mischbrot, gekochte Frühstückseier, Margarine, selbst eingekochte Marmelade und für Cora einen Becher Milch. Die Eltern trinken Kaffee. Den würde Cora auch gerne mal probieren, aber Mama sagt dazu immer Nein.

Cora bekommt ihr Margarinebrot ohne Rinde und in kleine Würfel geschnitten, denn sie hat kaum Zähne. Den kleinen Brotwürfel muss sie lange in ihrem Mund lutschen, bis er weich wird. Cora hat ihr trockenes Brot noch gar nicht hinuntergeschluckt, da will Mama ihr schon das nächste in den Mund stecken. Das hart gekochte Ei bekommt sie teelöffelweise verabreicht. Manchmal dreht Cora ihren Kopf schnell zur Seite, aber Mama kommt mit dem Eierlöffel hinterher und drängelt ihn so lange zwischen ihre Lippen, bis sie den «Schnabel» aufmacht. Auch der Milchbecher wird beim Trinken von Mama festgehalten, damit nichts danebengeht. Dabei kann Cora ihn schon selber halten, schließlich ist sie schon ein großes Mädchen. Aber das erlaubt Mama nicht.

Mama passt jeden Tag auf Cora auf. Sie ist streng. Es gibt Regeln fürs Essen am Tisch. Cora spuckt Essen aus, wenn es ihr nicht schmeckt. Aber dann schimpft Mama mit ihr und Cora muss weinen. Cora findet es nicht angenehm, wenn Mama sie füttert, und ist froh, wenn es vorbei ist.

Ihr Papa ist beim Frühstück ganz anders als Mama. Er schimpft nicht mit Cora. Er ist nur manchmal da, und heute ist so ein Tag. Mama steht auf und geht weg. Jetzt ist Cora mit Papa allein. Oh, toll – er kommt zu ihr und holt sie aus ihrem Stühlchen. Sie darf auf seinem Schoß sitzen. Cora ist gespannt, was jetzt kommt, denn Papa hat oft eine Überraschung für sie, wenn sie alleine sind.

Da! Was hat Papa in seiner Hand? Kleine rote Marienkäferchen. Cora greift danach. Papa hilft ihr und wickelt sie schnell aus. Unter dem bunten, raschelnden Papier sind die Käfer braun. Cora schnappt sich einen und schiebt ihn in den Mund. Papa lächelt sie an und hält sie fest in seinem Arm. Sie kuscheln zusammen. Auf ihrer Zunge werden die braunen Käfer warm und weich – und dann ganz süß. Mmmmmhhh – ist das lecker! Cora ist glücklich.

Wenn sich diese kleine Geschichte so oder ähnlich wiederholt, prägt sie sich als Erfahrung bei Cora ein.

Durch die Szene mit ihrem Vater hat Cora gelernt, dass Schokolade eine herrliche Ausnahme darstellt, etwas, das sie aus dem Alltag holt. Schokolade bedeutet für sie so viel wie Nähe und Geborgenheit, bedeutet «alles machen dürfen» und ist mit viel Spaß verbunden. Das alltägliche Margarinebrot erinnert Cora eher an ein strenges Regime und lässt sie ein gewisses Unwohlsein spüren.

Sie verbindet also bestimmte Nahrungsmittel mit bestimmten Situationen und damit zusammenhängenden Gefühlen. Genau das ist Erfahrungslernen in Bezug auf Essverhalten. Weil Cora auf Papas Schoß entspannt und glücklich war und dabei gleichzeitig den Geschmack von Schokolade erlebt hat, werden für sie Geborgenheit und Schokolade quasi zu einer Einheit. Cora hat als Erwachsene gute Chancen, dass sie jedes Mal, wenn sie sich geborgen fühlen möchte, Lust auf Schokolade bekommt.

Die Ideen «Schokolade» und «Geborgenheit» sind für Cora verknüpft, obwohl sie eigentlich nichts miteinander zu tun haben. Ihr Wunsch nach Geborgenheit ist natürlich. Dass die erwachsene Cora jedes Mal zur Schokolade greift, wenn sie unglücklich ist, hilft ihr jedoch nicht weiter. Auch wenn sie sich einen Schokomarienkäfer in den Mund schiebt, sie ist nicht mehr die kleine Prinzessin auf Papas Schoß, sondern eine unausgefüllte Frau, die dreiundzwanzig Jahre mit ihrem Beruf ausgesetzt hat und deshalb jetzt keine Anstellung finden kann. Die Schokolade beamt Cora nicht in die halbwegs heile Welt ihrer Kindertage zurück, wo für alles gesorgt war und sie unbeschwert in den Tag hineinleben konnte. Wie viele Süßigkeiten Cora sich auch einverleibt, sie sitzt trotzdem nachmittags um vier allein vor dem Fernseher und fragt sich, ob es richtig war, für die Familie den Beruf aufzugeben.

Würden wir diese Kopplungen durchschauen und sie als rational verabreichte Lerneinheit geboten bekommen, wäre uns sofort klar, dass dieses «Wissen» nicht richtig sein kann. Wir würden sofort wittern, dass Süßigkeiten und Geborgenheit zwei verschiedene Dinge sind und dass ein essbares Ding nichts mit dem Gefühl zu tun haben kann, das wir in Gesellschaft geliebter oder angenehmer Menschen verspüren. Aber das Gemeine an Erfahrungslernen ist, dass das so entstandene «Wissen» unbewusst angeeignet und vor allem nicht mittels Vernunft überprüft wurde. Später wird es für Cora ziemlich schwierig sein, den Zusammenhang zwischen Schokolade und Glück überhaupt zu fassen zu bekommen und zu verstehen, was da in ihrem Gefühlshaushalt schiefgelaufen ist. Daher ist es für sie auch fast unmöglich, diesen Zusammenhang aufzudröseln, die fatale Verknüpfung aufzulösen und durch eine wirksame Lösung zu ersetzen.

Falsches Essverhalten ist gelernt, aber Sie müssen es nicht für den Rest Ihres Lebens beibehalten. Sie können jederzeit ein neues und gutes Essverhalten erlernen.

Hier ist die erste Übung für Sie:

Übung 1: «Essbare Kindheitserinnerungen»

- Fällt Ihnen eine Situation aus Ihrer Kindheit ein, bei der Essen im Spiel war und die für Sie eindeutig angenehm war?

- Welches Nahrungsmittel gab es in dieser Situation? Was war das Tolle an diesem Nahrungsmittel?

- Was war das Schöne an der Situation? Was haben Sie empfunden? Versuchen Sie das Gefühl zu beschreiben.

- Was tun Sie heute, wenn Sie dieses angenehme Gefühl wieder erleben wollen?

- Können Sie eine Kopplung feststellen zwischen dieser Speise und einem bestimmten Bedürfnis in sich?

Kapitel 2:
Eingefahrene Spurrillen
und unberührter Schnee

Bestimmte Speisen und das dazugehörige Gefühl bleiben oft gekoppelt, auch wenn wir der auslösenden Situation längst entwachsen sind. Durch die Kopplung entsteht eine Gewohnheit. Diese Gewohnheit kann so stark werden, dass wir sie auch in den Situationen beibehalten, in denen sie uns überhaupt nicht hilft. Der vergebliche Versuch, Geborgenheit durch Schokolade zu ersetzen, ist sogar schlecht für uns. Sehnsucht lässt sich nicht mit Schokolade stillen, stattdessen macht sie uns dick.

Was haben Sie mit dem Hund von Herrn Pawlow zu tun?

Die Gewohnheit führt also ein Eigenleben und existiert munter weiter, obwohl wir ohne sie besser dran wären. Das Entstehen von Gewohnheiten kennen Sie aus Ihrem Biologieunterricht. Pawlows Experimente mit Hunden vollziehen genau nach, wie Konditionierung entsteht[3]. Es ist vielleicht wenig schmeichelhaft, aber wir Menschen unterscheiden uns hier nur wenig vom Versuchshund. Konditionierung bedeutet das Erlernen von Reiz-Reaktions-Mustern. Unser Verhalten läuft nicht einfach so ab, sondern wird durch einen Schlüsselreiz bedingt. Dazu

---

3 Pawlow, Iwan Petrowitsch: «Conditioned reflexes». London, Oxford University Press, 1927

ist es allerdings notwendig, dass die Reaktion auf den Reiz vorher sehr lange trainiert wird – so lange, bis sie automatisch abläuft. Am Ende des Trainings steht eine gelungene Konditionierung.

Soll ein Kind verkehrssicher werden, dann üben seine Eltern das gleiche Verhalten wieder und immer wieder. Die unzähligen Wiederholungen des richtigen Verhaltens auf der Straße unter der wachsamen Aufsicht der Eltern sorgen dafür, dass sich im Gehirn des Kindes Verbindungen aufbauen, die dieses Verhaltensmuster erfolgreich ablaufen lassen, verfestigen und automatisieren. Das Kind lernt den Vorgang im Idealfall so gut, dass es zuverlässig auch dann stehen bleibt, wenn es gerade an etwas ganz anderes denkt.

Konditionierung bedeutet, dass Sie ein Verhalten, eine Denkweise oder ein Gefühl so gut erlernt haben, dass Sie nicht mehr bewusst tun, denken oder fühlen müssen. Weil das so ist, entscheiden Sie auch häufig gar nicht mehr bewusst. Sie spulen automatisch Ihre Konditionierung ab, ohne darüber nachzudenken und abzuwägen, ob andere Handlungsmöglichkeiten offenstünden. Sie merken nicht einmal mehr, dass Sie sich zu Ihrer Reaktion oder Ihren Gedanken ursprünglich einmal entschieden haben. Vielmehr fühlt es sich so an, als hätte sich Ihr Verhalten verselbstständigt, als würde es Ihnen einfach passieren.

Immer wenn es um Gewohnheiten geht, geht es auch um Konditionierungen. Gewohnheiten werden häufig über Erfahrungslernen erworben. Im ersten Kapitel haben Sie erfahren, was Erfahrungslernen heißt: Lernen durch Ausprobieren und Erfahren am eigenen Leib, aber nicht durch vernünftiges Durchdenken.

Einer Gewohnheit liegt oft kein vernünftiger Sinn zugrunde. Möglicherweise überprüfen Sie eine Verhaltensweise kein einziges Mal in Ihrem Leben auf ihren vernünftigen Gehalt hin. Sie haben sie einfach nur angenommen, weil sie durch häufige Wiederholung verinnerlicht wurde.

Deshalb können Gewohnheiten auch äußerst irrational sein. Und deswegen sind Gewohnheiten unseren vernünftigen Umerziehungsversuchen auch wenig zugänglich.

Ein wunderbares Beispiel für eine irrationale Angewohnheit ist das Rauchen. Warum rauchen Menschen? Sie tun das nicht aus vernunftmäßigen Gründen, denn Rauchen ist kostspielig, schadet der Gesundheit und bringt keine offensichtlichen Vorteile mit sich. Aber wir sehen schon als Kinder viele Erwachsene und Jugendliche rauchen. Und fast jeder von uns hat irgendwann im Leben schon einmal eine Zigarette probiert. Wenn wir dann immer wieder rauchen, konditionieren wir uns so lange, bis es uns zur Gewohnheit geworden ist – und ab diesem Zeitpunkt ist es schwierig, wieder damit aufzuhören, denn die Gewohnheit fordert ihren Tribut.

Wir Menschen lassen uns auf ganz verschiedenen Ebenen konditionieren: auf der körperlichen, der gedanklichen, der emotionalen wie auf der sozialen. Beim Rauchen zeigt sich die Gewohnheitsbildung auf all den gerade genannten Ebenen: Rauchen hat einen Effekt auf den Körper. Es verengt kurzfristig die Gefäße, wodurch der Blutdruck steigt. Das regt uns an. Auf gedanklicher Ebene können wir die Zigarette zwischen uns und den mehr oder weniger angenehmen Alltag schieben und uns so eine kleine Auszeit genehmigen. Auf emotionaler Ebene kann es mit Freiheitsgefühlen verbunden sein. Auf der sozialen Ebene schafft Rauchen oft ein gemeinsames Ritual für Arbeitspausen, dient so der Kontaktaufnahme und gestaltet Beziehungen.

Einer Konditionierung gemäß zu handeln, heißt, nicht selbstbestimmt zu entscheiden. Sie könnten genauso gut andere Wege wählen, nutzen diese Freiheit aber nicht. Wenn Sie in einer konditionierten Handlung gefangen bleiben, dann fahren Sie in Ihrem Leben eine Strecke, deren Weichen durch andere und nicht durch Sie gestellt wurden.

Schauen wir uns an, wie Konditionierung beim Essen funktioniert. Haben wir in Sachen Essverhalten Gemeinsamkeiten mit dem pawlowschen Hund? Greifen auch wir etwa auf bestimmte Reize hin automatisch zum Lebensmittel?

Das können wir getrost bejahen. Natürlich sind wir in Bezug auf Essen gründlich konditioniert, unser Essverhalten ist zum großen Teil Gewohnheitssache und kein vernunftgesteuertes Verhalten. Wir erlernen während unserer Kindheit und Jugend unzählige Reiz-Reaktions-Muster, die ums Essen kreisen.

Auslösender Reiz für eine Mahlzeit kann vieles sein: ein Foto von einem Heidelbeertörtchen, das mir Lust macht, zum Konditor zu gehen; der Rest von Leberwurst, der morgen schon schlecht sein wird und den ich daher heute noch verputzen muss. Auch Reize, die gar nichts mit Nahrungsmitteln zu tun haben, können den Drang zu essen auslösen. Das Foto einer attraktiven und schlanken Frau kann Selbsthass wegen meines Übergewichts in mir auslösen und dieser Selbsthass kann mein antrainierter Reiz für das Essen sein. Ein Auslöser für eine Futterorgie kann das körperliche Gefühl von Erschöpfung am Abend sein oder mein Frust, weil ich nicht weiß, wie ich meine Karriere voranbringen könnte.

Diese Reize können wir wieder in unsere vier schon bekannten Schubladen einsortieren: sie können auf der körperlichen, auf der gedanklichen, auf der emotionalen oder auf der sozialen Ebene auftauchen.

Wenn Sie den richtigen Reiz serviert bekommen, dann löst er auch das entsprechende Verhalten aus – Sie essen. Welches Reiz-Verhaltens-Muster haben Sie erlernt? Abends um 21 Uhr großen Hunger zu entwickeln, weil dann die Hauptmahlzeit des Tages serviert wird? Mousse au Chocolat als verboten anzusehen? Bei Frust zum Kühlschrank zu gehen oder aus Höflichkeit ein Stück vom selbst gebackenen Kuchen der Schwiegermutter zu essen? Sie stellen Zusammenhänge her zwischen bestimmten Umständen und Essen, weil Sie das so gelernt haben, und nicht, weil diese Umstände kausal zwingend zusammenhängen.

Viele dieser Muster sind nicht vernünftig. Statt abends um 21 Uhr zu essen, wäre es vielleicht bekömmlicher, dies schon um 18 Uhr zu tun, und ihre Schwiegermutter wird es überleben, wenn Sie ihren Kuchen höflich ablehnen. Trotzdem bleiben Sie bei Ihren Handlungsmustern, weil Sie es gewohnt sind, weil sie sich vertraut anfühlen und Sie nicht wissen, wie Sie aus diesen eingefahrenen Bahnen ausbrechen können.

Essverhaltensmuster sind hochgradig individuell. Sie sind wie Ihr Fingerabdruck: so individuell, dass Sie allein dieses Essverhalten an den Tag legen und niemand sonst. Deshalb werden auch nur Sie selbst herausfinden, welche Konditionierungen Sie an Ihrem alten Essmuster festhalten lassen und wie Sie aus diesem Muster ausbrechen können. Mithilfe der Übungen in diesem Buch können Sie neue Gewohnheiten herausarbeiten und trainieren.

Bisher haben wir uns genau angesehen, wie die Konditionierung funktioniert und warum sie mit vernünftigen Einwänden allermeistens nicht zu beenden ist. Uns interessiert jetzt, wie wir solch eine Konditionierung umtrainieren können, wenn doch die Vernunft dabei offenbar wenig auszurichten vermag. Bilder helfen uns dabei. Mit ihnen können wir die Wirkkraft von Konditionierungen anschaulich machen.

Was haben Gewohnheiten, Spurrillen und Autopiloten gemeinsam?

Eine Gewohnheit ist wie eine Spur im Schnee, die sich durch jede Wiederholung tiefer eingräbt. Stellen Sie sich eine enge, kaum befahrene Straße im Winter vor. Über Nacht ist viel frischer Schnee gefallen. Völlig unberührt liegt die verschneite Straße vor Ihnen. Jetzt rollen Sie mit Ihrem Auto die Fahrbahn entlang und hinterlassen mit Ihren Reifen eine erste Spur im Schnee – noch nicht sehr tief und noch weich, vom Wind verwehbar. Von nun an fahren Sie täglich, vielleicht sogar mehrmals am Tag dieselbe Route. Durch jede Fahrt wird Ihre Spur tiefer und fester. Nach einiger Zeit hat sich eine regelrechte Spurrille gebildet. Darin fahren Sie so sicher und unbeirrbar wie auf einer Schiene. Wenn Sie einmal unaufmerksam am Lenkrad drehen und aus der Spur zu fahren drohen, rutschen Sie automatisch zurück. Die Spurrille hält Sie fest in der gewohnten Bahn.

Ihre Gewohnheiten sind wie diese Spurrillen. Sie stabilisieren Ihren Alltag und geben Ihnen Sicherheit. Ganz selbstverständlich läuft Ihr Verhaltensmuster wieder und immer wieder auf einen bestimmten Reiz hin ab. Sie können handeln, ohne vorher überlegen zu müssen. Wie die Spurrille durch jede weitere Fahrt tiefer und stabiler wird, so wird auch Ihre Gewohnheit immer stärker gefestigt, je öfter Sie diese wiederholen.

Dass Sie etwas automatisch und ohne nachzudenken tun können, ist sehr praktisch. Sie funktionieren dann quasi per Autopilot. So wie der Autopilot die Crew im Cockpit entlastet, entlastet Ihr Autopilot Sie im Alltag. Gewohnheiten lassen Ihre Handlungen automatisch ablaufen. So bleibt Ihr Bewusstsein frei für Aufgaben, die neuartig, wichtiger oder interessanter sind als Ihre Routinen. Die Entlastung macht Sie fähig, noch mehr zu leisten.

Einen Haken hat dieser Autopilot allerdings: Solange Sie es nicht schaffen, ihn neu zu programmieren, behält er unbeirrbar seinen Kurs bei, auch wenn Sie einen neuen ansteuern möchten. Ihre Gewohnheiten sind wie dieser Autopilot: Sie machen Ihnen einen Strich durch die Rechnung dabei, ab morgen alles ganz anders zu machen. Schnell sind Sie bei Ihren alten eingefahrenen Unsitten – dabei wollten Sie doch ab heute selbstbestimmt essen.

Eine Gewohnheit ändern zu wollen, ist so, als wollten Sie aus Ihrer alten Spurrille heraussteuern, um auf einer neuen, noch nicht existierenden Spur zu fahren. Kommt Ihnen in den tiefen Spurrillen ein anderes Auto entgegen, wird es schwierig. Sie lenken zur Seite, aber Ihr Fahrzeug hängt in der Rille fest und nichts bewegt sich. Sie lenken kräftig nach rechts und geben mehr Gas, um mit Schwung aus der Spur zu kommen. Nachdem das Auto kurz ins Schlingern geraten ist und die Räder durchdrehen, rutscht Ihr Vehikel doch wieder zurück in die alte Rille. Sie scheinen gar keine richtige Kontrolle über Ihr Gefährt zu haben. Jetzt probieren Sie es noch einmal mit richtig viel Gas und kurbeln das Lenkrad energisch aus der Bahn – der Wagen macht einen Satz, bricht aus der alten Spur aus und rutscht noch ein kleines Stück zur Seite, denn hier gibt es nur noch eine glatte Fläche, ganz ohne eingefahrene Linien. Sie brauchen also eine Menge Entschlossenheit, etwas Mut und reichlich Krafteinsatz, um die eingefahrene Bahn zu verlassen.

Genauso ist es auch beim Verändern Ihrer Gewohnheiten. Die eingefahrene Gewohnheit übt eine starke Anziehung auf Sie aus. Sie rutschen immer wieder in Ihre altgewohnte Art zu handeln zurück, kaum lässt Ihre Disziplin etwas nach. Wollen Sie Ihre alte Gewohnheit durch eine neue ersetzen, brauchen Sie volle Entschlossenheit und müssen gehörig Kraft einsetzen, genau wie im Beispiel mit dem Auto, das aus der Spurrille ausbricht. Dieses Ausbrechen aus der alten Gewohnheit braucht Ihre volle Bewusstheit.

Es ist ziemlich anstrengend, das zum Ausbrechen aus eingefahrenen Gewohnheiten erforderliche Maß an Aufmerksamkeit längere Zeit aufrechtzuerhalten. Sie kennen das möglicherweise gut. Sie wollen Ihr Essverhalten verändern und starten voller Elan in Ihre neue Lebensphase. Am Anfang sind Sie noch enthusiastisch, aber schon nach kurzer Zeit spüren Sie Widerstände und den Zug, in Ihre alte Spurrille zurückzukehren. Ihre alten Gewohnheiten locken mit den vertrauten Annehmlichkeiten. Ihr Autopilot gibt Ihnen eine Fehlermeldung nach der anderen durch, denn Sie verhalten sich nicht so wie sonst.

Sie brauchen sehr viel Energie, um an Ihrem neuen Plan festzuhalten. Jeder Verzicht auf Essen ist ein Sieg, aber diese Siege kosten Sie Kraft, die für den Alltag fehlt. Der Frust steigt, vor allem wird Ihnen jetzt bewusst, dass Sie diesen Verzicht nun eigentlich für den Rest Ihres Lebens beibehalten müssen. Eine sehr unangenehme Perspektive, ein nicht erstrebenswertes Lebensgefühl. Nach langem oder kürzerem Kampf entschließen Sie sich aufzugeben und machen es sich in Ihren alten Essgewohnheiten wieder bequem. Sollten wir also jeglicher Konditionierung den Kampf ansagen? Sind Gewohnheiten schädlich für uns?

Warum macht falsche Konditionierung dick?

Essgewohnheiten an sich sind nichts Schlechtes. Sie sorgen einfach dafür, dass Ihr Verhalten konstant bleibt. Ernähren Sie sich gesund und in sinnvollen Bahnen, ist alles wunderbar und Sie brauchen sich über Ihr Essen kaum Gedanken zu machen.

Ist Ihr Essverhalten falsch konditioniert, dann entsteht früher oder später ein Leidensdruck, der Sie dazu bringt, mit Ihren Gewohnheiten zu hadern. Ich benutze den Begriff «falsch» hier nicht im Sinne der idealtypischen Ernährungslehre, die für alle gesunden Menschen das gleiche Schema an Nahrungsmitteln, -mengen und Essverhalten empfiehlt. Falsch heißt hier, dass Sie sich nicht wohlfühlen in Ihren Essgewohnheiten oder mit deren körperlichen Folgen. Sei es, weil Sie aufgrund von Übergewicht krank werden, sich unattraktiv oder emotional beeinträchtigt fühlen. Sei es, weil Sie schlicht das dauernde gedankliche Kreisen ums Essen nervt und Sie es hassen, immer wieder mit einem überdehnten Magen auf dem Sofa zu sitzen. Wird dieser Leidensdruck eine spürbare Größe in Ihrem Alltag, dann ist es für Sie an der Zeit, aus der alten Spurrille auszubrechen. Vielleicht denken Sie jetzt darüber nach, wie Sie Ihren Ess-Autopiloten umprogrammieren können, damit Sie auf lange Sicht gesund bleiben und mit Ihrem Gewicht zufrieden sein können.

Aber wenn Sie Ihren Ess-Autopiloten umprogrammieren wollen, wie sieht die neue Flugroute aus? Wie sieht selbstbestimmtes Essverhalten aus? Die Frage ist gar nicht so leicht zu beantworten. Natürlich können Sie an dieser Stelle Hunderte von Ratgebern und Fachleuten bemühen und Sie werden reichlich Fakten, Informationen und Leitlinien zum Thema Essen und Abnehmen finden. Aber ich will hier mit Ihnen eine andere Qualität von Antwort auf diese Frage suchen. Eine Antwort, die Sie nicht da abholt, wo Ihr Verstand wohnt, sondern dort, wo Ihre Gewohnheiten sitzen.

Falsche Gewohnheiten in Bezug auf Essverhalten bedeuten, dass Sie nicht etwa essen, weil Sie hungrig sind, sondern aus anderen Gründen. Wenn Sie Hunger mit Appetit, Esslust, Aufregung oder einem übersäuerten Magen verwechseln, dann essen Sie aus dem falschen Anlass heraus. Wenn Ihr Magen keinen echten Hunger meldet, ist er noch mit der letzten Mahlzeit beschäftigt. Sie brauchen also nicht zu essen. Wenn Sie trotzdem essen, dann tun Sie es überflüssigerweise und werden davon dick. Ich wage zu behaupten, dass eine falsche Konditionierung des Essverhaltens eine der Hauptursachen für Übergewicht ist.

Hunger ist der einzig gute Grund zu essen. Punkt.

Hunger, Essen, Sattsein, Verdauen, erneuter Hunger: Diese Kette ist kausal verknüpft. Solange Sie nur essen, weil Sie hungrig sind, und aufhören zu essen, sobald Sie satt sind, haben Sie kein Problem mit Ihrem Gewicht. Zumindest dann nicht, wenn Sie sich weitgehend von industriell hergestellten Nahrungsmitteln fernhalten und sich bewegen, wie es für unsere Körperkonstruktion angemessen ist.

«Essen beginnt im Kopf» bedeutet: Hier sitzen die antrainierten Ernährungsgewohnheiten. Ihr persönliches Reiz-Reaktions-Muster sitzt in Ihrem Kopf. Und genau dort, im Kopf, können Sie ansetzen, wenn Sie ein selbstbestimmtes Essverhalten erlernen wollen, wenn Sie sich befreien wollen von alten Essprogrammen, die Ihr Wohlbefinden beeinträchtigen. Warum ist mir dieser Unterschied zwischen einer logischen Ursache und einer Gewohnheit in diesem Zusammenhang so wichtig?

Wenn Sie sich klarmachen, dass Sie häufiger aus einer Konditionierung heraus essen denn aus Hunger, dann öffnet sich Ihnen eine Tür. Sie verstehen jetzt, dass Sie ein automatisches Programm ablaufen lassen und nur auf einen gewohnten Reiz reagieren. Sie erkennen jetzt: Sie sind nicht gezwungen zu essen, sondern können auch anders reagieren.

Diese Erkenntnis gibt Ihnen die Möglichkeit, das automatische Programm zu unterbrechen und bewusst zu entscheiden, ob Sie essen wollen oder nicht. Wenn Sie unterscheiden können, wann Sie aus Hunger und wann Sie aus einem angelernten Reiz heraus essen, dann können Sie den Reiz ins Leere laufen lassen. Sie können sich dafür entscheiden, Essen stehen zu lassen. Das bedeutet für Sie Freiheit: Die Freiheit, so zu essen, wie Sie es möchten – und nicht so, wie Ihr antrainiertes automatisches Programm es Ihnen vorgibt.

Wann immer Sie den Impuls zu essen bemerken, können Sie Ihr Muster brechen: indem Sie etwas anderes tun, als zu essen. Sie können Ihre Schuhe anziehen und einmal um den Block gehen. Sie können sich aufs Sofa setzen und für drei Minuten die Wand ansehen. Sie können sich an den ersten winzigen Schritt einer Aufgabe machen, die Sie seit Monaten lustlos vor sich hergeschoben haben. Dabei werden Ihnen jede Menge Gedanken und Gefühle durch Kopf und Bauch gehen, die Ihnen einflüstern, zu essen würde Sie sofort erleichtern.

Für Sie gilt es jetzt, diese schwierigen Gedanken und Gefühle einfach zu akzeptieren, ohne einerseits auf sie einzusteigen und ohne sich andererseits für ihr Vorhandensein zu verdammen. Das ist reine Übungssache, genau wie das Balancieren auf einem Holm. Warum sollte es sinnvoll sein, beim Erspüren von Frustrationsgefühlen Mangojoghurt in sich hineinzulöffeln? Frust entsteht nicht aus Joghurtmangel. Es gibt keinen kausalen Grund dafür, bei Frust zu essen, denn Mangojoghurt verhilft Ihnen nicht dazu, beruflich erfolgreicher zu sein. Die Motivation zu essen kommt also nicht aus einem vernünftigen Grund heraus, sondern ist konditioniert und koppelt Reiz (Frust) und Essverhalten (Nachtisch). Irgendwann im früheren Leben haben Sie gelernt, dass zum Empfinden der Frustration die Handlung «Essen» gehört, weil beides zeitgleich passiert ist.

Auch Cora hat gelernt, aus Frust zu essen. Cora kann sich an eine Schlüsselsituation erinnern, die sich auf ähnliche Weise häufig wiederholt hat. Cora ist dreieinhalb Jahre alt und hat ein Geschwisterchen bekommen. Das kleine Brüderchen stellt Coras vertrauten Alltag auf den Kopf. Cora merkt gar nicht mehr, ob ihre Mutter sie noch genauso lieb hat wie vorher. Ihre Mutter hat ihr aufgetragen, sich «vernünftig» zu benehmen, weil sie «ja jetzt schon groß» sei. Vernünftig sein heißt, sie soll nicht so viel von Mama wollen und ihr «nicht so am Schürzenbändel hängen», das hat Cora durch Ausprobieren herausgefunden.

Cora ist hin- und hergerissen. Sie möchte Mamas ganze Aufmerksamkeit, Mama soll sich nur um sie kümmern. Aber wenn Cora etwas von Mama will, riskiert sie Schelte. Also hält sich Cora zurück, damit sie nicht zurechtgewiesen wird.

Nachdem Cora zu Mittag gegessen hat, stillt Mama das Baby und macht dann zusammen mit dem Bruder einen Mittagsschlaf. Cora soll in ihr Zimmer gehen und ruhig spielen. Auf gar keinen Fall darf sie, wie schon einmal, ins Schlafzimmer gehen und Mutter und Bruder beim Schlafen stören – das gibt wirklich ein schlimmes Donnerwetter. Cora wird das bestimmt nie wieder tun.

Cora versucht also brav, sich still in ihrem Zimmer zu beschäftigen. Aber sie langweilt sich schrecklich. Sie ist eifersüchtig auf ihren Bruder, der nebenan so schön mit der Mutter zusammen kuschelt. Am liebsten würde sie rübergehen und ihre Mutter dazu bringen, dass sie mit ihr spielt. Aber sie darf auf keinen Fall stören. Was soll sie nur machen? Sie trödelt noch etwas herum und verzieht sich dann in die Küche.

Da gibt es die kleine Tür in das Speisekämmerchen. Das hat eine magische Anziehungskraft auf Cora. Sie öffnet die Tür leise und untersucht, was es alles so in der Speisekammer zu entdecken gibt. Da stehen viele Schachteln, Gläser und Dosen gefüllt mit Essen. Am schönsten ist eine riesige Dose aus Blech mit Schnörkeln und Buchstaben darauf. Cora weiß, was darin ist: Kekse. Die will sie essen. Sie klappt mucksmäuschenstill die Blechklappe hoch und angelt sich einen Keks heraus. Schwupps verschwindet er in ihrem Mund. Lecker, sehr lecker.

Solange Cora mit den Keksen beschäftigt ist, spürt sie ihre Langeweile nicht mehr. Für einige kurze und süße Augenblicke ist ihr Hin- und Hergerissensein zwischen ihrem Bedürfnis, der Mutter nah zu sein, und der Furcht, abgewiesen oder gescholten zu werden, hinter der spannenden Suche nach Keksen und anderen bunten Abwechslungen verschwunden. Das verschafft ihr Erleichterung von ihrem inneren Zwiespalt, von ihrem kindlichen Unglück, das sie in ihrer Abhängigkeit nicht selbst auflösen kann. Nur eine Ablenkung kann Cora Trost geben, während sie warten muss, bis ihre Mutter erneut willens ist, sich mit ihr zu befassen.

Dieser Trick, die unangenehmen Gefühle im Inneren mit Essen in Schach zu halten, hilft ihr in diesem Moment, sich ausgeglichener zu fühlen. Sie weiß nicht, was sie da tut oder wozu es gut ist – sie merkt nur, dass sie erleichtert ist, wenn sie isst. Und weil sie leicht an Essen herankommt, kann sie immer, wenn sie innerlich unrund läuft, selbstständig gegensteuern. Bald läuft dieser Vorgang so ab, dass Cora ihr auslösendes Gefühl davor gar nicht mehr spürt. Sie weiß schon, bevor eine Situation unangenehm zu werden droht, sie kann immer zu ihren Keksen gehen oder in der Dose mit dem Zucker naschen. Sie wartet erst gar nicht mehr ab, wie eine Situation sich anfühlen wird. Als Kind fühlt sie nicht auf reife, erwachsene Weise nach und benennt, ob sie Langeweile, Frustration, Kummer, Aufregung oder ganz einfach einen undefinierbaren Gefühlsmischmasch in sich spürt. Sie isst schon vorbeugend.

Cora managt ihre Gefühle mit Essen. Sie wird erwachsen, doch der Trick bleibt der gleiche. Mit der Zeit kommt Cora an immer mehr Nahrungsmittel heran. Sie kann sich selbst Essen kaufen. In der Schule gibt es einen Kiosk mit Süßigkeiten, sodass sie nicht mehr auf die heimische Vorratskammer angewiesen ist. Sie balanciert sich sozusagen aus, indem sie isst, bevor sie etwas wirklich spürt. Sobald eine Situation das Potenzial haben könnte, Cora zu verunsichern oder ihr unangenehm zu sein, lenkt sie sich ab und greift zu Essen. Auch als sie später erwachsen ist, prägt dieser Trick ihr Essverhalten.

Cora isst nicht, weil sie Hunger hat, sondern weil sie trainiert hat, beim möglichen Auftauchen von Gefühlen zu essen. Das heißt nicht, diese Emotionen wären so heftig, dass Cora sie unmöglich aushalten könnte. Sie könnte ihre Gefühle sehr wohl aushalten, aber das hat sie eben nicht geübt. Wie ein Hund auf Gong und Licht, so reagiert Cora auf das Auftauchen von Gefühlen. Ein Gefühl, das sie nicht angenehm findet, ist der Reiz, der ihr automatisches Essprogramm ablaufen lässt. Sie hat dieses Muster Tausende Male bedient. Es ist ihr so vertraut, es funktioniert so mühelos, dass sie gar nicht mehr merkt, dass sie auch die Möglichkeit hätte, einfach ihre Gefühle zu akzeptieren und eben nichts zu essen.

Wenn sie weniger essen und abnehmen will, wird ihr dieser Trick eine harte Nuss zu knacken geben. Denn gerade wenn sie nicht einfach drauflosessen darf, werden mit Sicherheit Gefühle in ihr auftauchen. Aber die müssen schnell hinuntergeschluckt werden. Also muss Cora essen, weil sie nicht essen darf. Das hört sich eher nach einem Teufelskreis an als nach einer funktionierenden Methode für Cora, um abzunehmen. Und genauso erlebt sie den Diätversuch auch: als einen Zustand, der ihr sehr unangenehm ist. Aufgrund ihres inneren Zwiespaltes isst sie noch mehr als sonst und beruhigt sich erst wieder, als sie sich selbst die Erlaubnis erteilt, die Diät abzubrechen.

Was Cora nicht weiß: Nur der Anfang ist so schwer. Wenn sie durchschauen würde, was in ihr abläuft, dann würde sie schnell das Vertrauen gewinnen, dass ihre Gefühle recht harmlos sind. Sie könnte aus ihrem Muster aussteigen und mit der Zeit frei werden von ihrem typischen Essen bei Frust.

Diese Methode der Umstellung Ihres Essverhaltens kostet Energie und Aufmerksamkeit. Doch hier gibt es eine gute Nachricht! Je länger Sie Ihr neues Programm verfolgen, desto leichter wird es Ihnen fallen und desto weniger Anstrengung müssen Sie investieren. Woran liegt das?

Wie bei der alten Spurrille wirkt auch bei der neuen jede Wiederholung als Verstärker und schafft mit der Zeit eine Vertiefung und Verselbstständigung der neuen Gewohnheit. Wenn Sie am Ball bleiben, wird eben auch das neue Verhalten zur Gewohnheit. Je häufiger Sie die erwünschte Handlung wiederholen, desto stabiler und selbstverständlicher wird das neue Verhalten – und damit auch immer leichter und angenehmer zu handhaben.

Wenn Sie es einmal geschafft haben, aus Ihrer alten Spurrille auszubrechen, dann können Sie im unberührten Schnee eine neue Spur einfahren, eine, die Ihren Wünschen entspricht. Und je öfter Sie diese befahren, desto tiefer und stärker eingefahren wird die neue Spur. Vielleicht rutschen Sie noch mal ab und zurück in die alte Spur, aber Sie können auch wieder hinüber in die neue Spur, denn jetzt wissen

Sie ja, wie die sich anfühlt und was Sie tun müssen, um zu ihr zu wechseln. Irgendwann fahren Sie zuverlässig in der neuen Spur, die nun die tiefere ist, und die alte verschwindet langsam. Sollten Sie aus Versehen doch noch einmal in der alten Spur landen, fühlt diese sich merkwürdig fremd an. Denn jetzt ist die neue Rille die richtige und vertraute – die Spur, in der Sie sich jetzt ganz zu Hause fühlen. Sie haben es geschafft, Ihr kindlich konditioniertes Essverhalten aufzugeben. Ihr selbstbestimmtes und erwachsenes Essverhalten ist jetzt selbstverständlich und kostet auch keine zusätzliche Energie mehr.

Es kann also gut sein, dass Sie sich zu Beginn der Umstellung Ihrer Essgewohnheiten stark kontrollieren müssen. Sie sollten damit rechnen, dass Sie häufig gezielt entscheiden müssen, nicht zu essen, und damit ein enormer Kraftaufwand einhergeht. Nichtessen kann heftige emotionale Turbulenzen mit sich bringen. Aber das wird nicht immer so bleiben, und dieses Wissen entlastet Sie.

Das Maß an Energie und Aufmerksamkeit, das Sie in Ihre Ernährungsumstellung stecken müssen, wird mit der Zeit geringer. Die Anstrengung, nicht zu essen, wenn Sie satt sind, wird kleiner mit jeder richtigen Entscheidung, mit jedem Sieg, den Sie über Ihre alte Gewohnheit davontragen. Wenn Sie sich von Ihrem alten Essverhalten verabschieden, können Sie beobachten, wie Sie immer mehr Routine darin bekommen, auf Essen zu verzichten und stattdessen etwas anderes zu tun. Sie werden immer selbstverständlicher und selbstsicherer zum nächsten Tagesordnungspunkt in Ihrem Leben weitergehen, und die alte Essgewohnheit wird blasser und kraftloser. Ihr Genuss wird aus der Freiheit kommen, seelisch unabhängig von der Nahrungsaufnahme zu sein, und aus dem Stolz, das Thema Essen oder Abnehmen endlich hinter sich gelassen zu haben.

Wenn Sie Ihr neues Essverhalten eine Zeit lang beibehalten haben, wird es immer mehr zur Selbstverständlichkeit, immer leichter und stimmiger. Es passt allmählich besser in Ihren Alltag. Der Energieaufwand, den Sie zu Beginn Ihrer Umstellung aufbringen mussten, lässt nach. Die neuen Essgewohnheiten werden zu einem vertrauten Stück Ihrer selbst, das Ihnen Sicherheit gibt.

Lassen Sie uns an dieser Stelle noch einmal für einen besseren Überblick alles bisher Erklärte zusammenfassen:

Essverhalten wird über weitgehend unbewusstes Erfahrungslernen erworben und nur zum geringen Teil durch bewusstes, rationales Verarbeiten von Informationen. Essverhalten beruht zum großen Teil auf Konditionierung, ein bestimmter Reiz löst also ein bestimmtes Essverhalten aus. Durch Wiederholung entstehen Essgewohnheiten. Wenn wir dieser Konditionierung folgend Nahrung zu uns nehmen, also aus Gewohnheit statt aus Hunger, dann essen wir überflüssigerweise. Wenn wir aus falscher Gewohnheit statt aus Hunger essen, werden wir dick. Das Brechen alter Essgewohnheiten erfordert so lange viel Disziplin, bis sich neue Essgewohnheiten gebildet haben.

> **Wenn Sie das erwünschte Essverhalten häufig wiederholen, programmieren Sie sich neu. Ihr neues Essverhalten gelingt dann leicht und mühelos.**

Hier habe ich zwei Übungen für Sie:

Übung 2: «Raus aus der alten Spurrille»

- Haben Sie in Ihrem Leben schon einmal mit einer Gewohnheit gebrochen und sich etwas erfolgreich abgewöhnt, z. B. Nägelkauen oder Rauchen?

- War es anfangs schwer für Sie, sich vom alten Verhalten zu verabschieden? Wurde es irgendwann leichter? Wie lange dauerte dieser Prozess? Wodurch wurde es leichter?

- Was haben Sie getan, statt an den Nägeln zu kauen, statt zu rauchen?

Übung 3: «Die neue Spurrille einfahren»

- Haben Sie in Ihrem Leben schon einmal etwas Neues angefangen und dies regelmäßig beibehalten, z. B. eine Sportart konsequent betrieben oder ein Musikinstrument durch stetes Üben erlernt?

- War es anfangs schwer, das neue Verhalten umzusetzen und das zu tun, was Sie sich vorgenommen hatten? Wurde es irgendwann leichter? Wie lange dauerte es, bis es leichter wurde? Wodurch wurde es leichter?

- Wie haben Sie sich selbst motiviert, Ihrem Vorhaben treu zu bleiben?

Sie können für jeden Ihrer Erfolge beim Ab- oder Angewöhnen einige Stichworte auf einen Zettel notieren und diesen dann dort aufhängen, wo Sie ihn mehrmals täglich sehen. So erinnern Sie sich selbst daran, dass Sie bereits erfolgreich in der Lage waren, Altes aufzugeben und Neues anzufangen. So könnte z. B. ein Notizzettel «Ich schaffe es, einmal die Woche zum Schwimmen zu gehen» an Ihrem Kühlschrank kleben.

Kapitel 3:
Wie Dickhäuter auf falsche Wirklichkeiten hereinfallen

Im vorherigen Kapitel haben Sie gesehen, wie Gewohnheiten Sie im Alltag entlasten. Konditionierung ist also sinnvoll. Aber ungünstige Konditionierungen, «schlechte» Gewohnheiten also, erschweren es erst einmal, an ihrer Stelle gute Gewohnheiten einzuführen. Sie können sich eine schlechte Gewohnheit abtrainieren und eine gute antrainieren. Das setzt aber grundsätzlich die Erkenntnis voraus, dass Ihre Art zu handeln nur eine Gewohnheit ist, die sich verändern lässt, und kein gottgegebenes Schicksal. Häufig ist es schwierig zu erkennen, dass Sie einer Gewohnheit folgen. Die Gewohnheit ist Ihnen so vertraut: Sie sind überzeugt, anders könnten Sie gar nicht handeln.

Eine Denkgewohnheit ist nicht die Wirklichkeit

Sie verwechseln eine anerzogene Verhaltensweise mit einer Tatsache und Sie verwechseln eine Denkgewohnheit mit der Wirklichkeit. Sie sind überzeugt, nicht anders handeln zu können, weil «es so ist» oder «Sie so sind». Dass etwas «so ist», heißt für Sie: Es ist wahr, die Welt ist so und nicht anders, die Dinge funktionieren auf diese Weise, und es steht nicht in meiner Macht, hier etwas zu verändern. «Sie sind so», weil ein scheinbar angeborener und unveränderbarer Charakterzug Sie zwingt, so und nicht anders zu handeln. Es steht nicht in Ihrer Macht, sich anders zu verhalten, denn «Sie sind eben so». »Ich bin eben so», mit diesem Satz können Sie jede Diskussion darüber beenden, ob Sie nicht auch anders handeln könnten und sollten.

Wir alle sind tagtäglich von Beispielen dieser Verwechslung von Denkgewohnheiten und Wirklichkeit umgeben. Aussagen wie «Gut aussehende Männer sind eben nicht treu» oder «Ich bin eben einfach zu dumm dazu, Mathe zu verstehen» oder «Der Ehrliche ist immer der Dumme» sind weitverbreitet. Und auch wenn diese Aussagen im Brustton der Überzeugung vorgebracht werden, wahr und wirklich sind sie deshalb noch lange nicht.

Wenn Sie Ihre Denkgewohnheiten mit der Wirklichkeit verwechseln, können Sie sich gar nicht vorstellen, Ihre Situation verändern zu können. Vielleicht haben Sie in der Vergangenheit Versuche unternommen, aus Ihren Handlungsbahnen auszubrechen, und sind gescheitert. Vielleicht haben Sie es noch nie versucht, da Ihre Mitmenschen Sie bereits belehrt haben, es sei sinnlos, etwas an sich selbst oder der Welt ändern zu wollen.

Um Ihnen diese Prägung in all ihrer tragischen Absurdität zu veranschaulichen, möchte ich Ihnen davon erzählen, wie riesige Elefanten überzeugt werden können, dass sie schwächer seien als ein Mensch.

Im indischen Dschungel werden Elefanten für Wald- und Holzarbeiten eingesetzt. Die Tiere sind nach jahrelangem Abrichten sehr wertvoll für die Menschen. Aber wie kann man einen fast sieben Tonnen schweren Elefanten daran hindern, sich auf und davon zu machen? Dafür haben die Elefantenführer, die Mahouts, einen arglistigen, aber wirksamen Trick gefunden.

Die Mahouts binden dem Babyelefanten eine Fessel aus Pflanzenfasern um einen Fußknöchel und fixieren das andere Ende der Fessel an einem fest in den Boden gerammten Pflock. Die Fessel hindert den kleinen Elefanten am Versuch wegzulaufen. Er versucht es wieder und wieder, doch er kann sich nur so weit bewegen, wie die Fessel es zulässt. Jeder neue Fluchtversuch bestätigt ihm die gleiche unschöne Erfahrung: Er ist gefangen.

Allmählich verinnerlicht er den Zusammenhang: Fessel am Fuß – ich kann nicht weglaufen. Nach unzähligen gescheiterten Fluchtversuchen erlahmt seine Gegenwehr. Er ergibt sich in sein Schicksal und resigniert. Er versucht nie wieder wegzulaufen.

Das Elefantenjunge akzeptiert das Gefangensein irgendwann als unverbrüchliche Realität. Diese Wirklichkeit überprüft es von nun an nicht mehr. Das Junge «weiß», dass es gefangen ist. Das ist ein typischer Fall von Erfahrungslernen. Natürlich wird aus dem kleinen Elefanten ein großer Elefant. Für ein erwachsenes Tier wäre es ein Leichtes, den Pflock mit der Fessel aus dem Boden zu ziehen.

Das Tragische ist jedoch, dass er es nicht einmal versucht, in der festen Überzeugung, es sei sinnlos. Der Elefant ist zwar ausgewachsen und total stark, aber er glaubt immer noch, was er als Baby gelernt hat, nämlich dass es zwecklos ist davonzulaufen, denn er ist ja gefangen. Sein Körper ist riesig und kräftig, aber seine Erfahrungswelt ist immer noch die eines Babyelefanten: Hilflosigkeit und Ohnmacht in Anbetracht der Fessel. So ist es unmöglich für ihn, seine «Wirklichkeit» neu zu überprüfen und festzustellen, dass sich die Ausgangslage verändert hat. Er bleibt nicht durch seine Fessel gefangen, sondern durch seinen Glauben daran, dass er gefangen ist und nicht die Macht hat, etwas an der Situation zu ändern.

Auch Sie haben als Kind möglicherweise «Wirklichkeiten» erlernt, die Sie auf tragische Weise behindern und einschränken. Werden diese falschen Wirklichkeiten im Erwachsenenalter nicht nochmals überprüft, verhindern sie, dass wir unsere Stärken entwickeln und uns frei und glücklich fühlen. Die falsche Wirklichkeit flüstert Ihnen ein, Sie seien völlig hilflos und könnten nichts an Ihrer Situation ändern.

Ihr Essverhalten kann ebenso aus einer falsch erlernten Wirklichkeit entstanden sein. Dann haben Sie Ihre Gewohnheiten so verinnerlicht, dass Sie sie in Bezug auf Essen und Ihren Körper für Ihre Wirklichkeit halten.

Warum sind manche Menschen so hilflos und handlungsunfähig in Bezug aufs Abnehmen? Und warum sind andere so tatkräftig und zielstrebig darin, ihr Wunschgewicht zu erreichen und zu halten? Warum benehmen sich manche Menschen so, als könnten sie nichts an ihrem Leben ändern? Und warum gibt es Handlungsstarke, die einfach und direkt umsetzen, was ihnen wichtig ist? Es gibt jemanden, den diese Frage schon in den Sechzigerjahren des letzten Jahrhunderts beschäftigt hat.

Fürs Leben gelernt: Ist Hilflosigkeit Schicksal?

Der amerikanische Psychologe Martin Seligman erforschte in Versuchen mit Hunden ein Phänomen, das er «erlernte Hilflosigkeit» nannte[4]. Ein Wissenschaftsteam entwickelte darauf aufbauend eine Versuchsanordnung, um erlernte Hilflosigkeit auch bei Menschen erfolgreich nachzuweisen[5].

Die Forscher stellten ihren Versuchsteilnehmern die Aufgabe, einen Brummton zum Verstummen zu bringen. Was die Versuchsteilnehmer nicht wussten: Es war nicht möglich, die Störung abzustellen, egal, was sie unternahmen und wie sehr sie sich anstrengten. Die Teilnehmer suchten aktiv nach einer Lösung, aber schließlich gaben sie auf, da sie kein einziges Mal erfolgreich waren. Diese negative Erfahrung hatte allerdings Folgen auch außerhalb dieses Versuchs. Auch hier zeigten die Teilnehmer jetzt eher ein resignatives, passives Verhalten.

Martin Seligman zog folgende Schlüsse aus seinen Beobachtungen: Wenn wir in unserem Leben die Erfahrung gemacht haben, dass wir mit unserem Verhalten unsere Umgebung nicht beeinflussen können, dann geben wir auf und werden passiv. Wir verlieren den Antrieb, etwas zu tun, weil wir glauben, unser Handeln würde keine Wirkung zeigen. Auch unsere Einstellung zu uns selbst verändert sich. Wir glauben keinerlei Einfluss auf äußere Umstände zu haben und fühlen uns in der Folge hilflos und als Versager. Außerdem fällt uns das Erlernen von Bewältigungsstrategien angesichts neuer Aufgaben schwer. Statt uns mit Neugier und frischer Tatkraft an die Lösung heranzumachen, bekommen wir Angst, fühlen uns unsicher und «stellen uns dumm an». Wir sind blockiert und verhalten uns überfordert.

Ein Mensch, der sich oft als hilflos erlebt, kann leicht in einen depressiven Gemütszustand geraten. Für Seligman ist klar, dass erlernte Hilflosigkeit Depressionen begünstigt. Betroffene Menschen entwickeln fast automatisch eine negative Grundhaltung dem Leben gegenüber.

---

4 Seligman, Martin E.P.: Erlernte Hilflosigkeit, Beltz, 2010
5 Hiroto, D.S.: «Locus of Control and Learned Helplessness». Journal of Experimental Psychology,102; 1974. Seiten 187–193

Kommt Ihnen der eine oder andere Punkt in Bezug auf erlernte Hilflosigkeit bekannt vor? Vielleicht haben auch Sie schon in manchen Lebensbereichen Hilflosigkeit erlebt. Mit etwas Pech haben Sie sich schon als Kind innerhalb der Familie, in der Schule oder in Ihrem sonstigen Umfeld als hilflos empfunden.

Scheitern ist normal und gehört zu unserem Alltag. Zu scheitern bedeutet nicht, hilflos zu werden. Kinder scheitern sogar noch häufiger als Erwachsene, da sie viele Dinge erst lernen müssen. Stellen Sie sich vor, Sie sind noch ein Kind und üben gerade das Einmaleins. Da kann es schon einmal passieren, dass Sie nicht wissen, wie viel 3 mal 4 ist. Nun ist es wesentlich, wie Ihre Bezugsperson diesen Misserfolg kommentiert.

Bleibt die Bezugsperson Ihnen gegenüber zugewandt und positiv, dann können Sie noch einmal nachrechnen. Sie machen weiter, bis Sie selbstständig auf das richtige Ergebnis kommen. So lernen Sie Handlungsfähigkeit, Durchhalten und Weitermachen bis zum Erfolg. Und der Erfolg macht Sie stolz, denn Sie haben es geschafft – Sie haben richtig gerechnet.

Hören Sie dagegen abwertende Kommentare und entwickeln Sie angesichts Ihres Fehlers Schamgefühle, verlieren Sie das Zutrauen zu sich selbst. Wenden sich die Erwachsenen von Ihnen ab, ohne Sie bei der Lösung der Aufgabe zu unterstützen, und kommen Sie alleine nicht weiter, dann geben Sie bald auf. Irgendwann glauben Sie schließlich, dass Sie es nie schaffen werden. Zu Beginn ist Ihr «Ich kann nicht rechnen» nur eine Denkgewohnheit. Wird das Misserfolgserlebnis aber häufig wiederholt, dann wird diese Denkgewohnheit irgendwann zu Ihrer Wirklichkeit. Sie stellen diese Erfahrung nicht mehr infrage. Erlernte Hilflosigkeit im Fach Mathe sähe dann so aus: Bei allem, was mit Zahlen zu tun hat, sind Sie nicht in der Lage, geistig unvoreingenommen zu arbeiten. Dadurch wird Ihr Lernen blockiert.

Wenn Sie häufiger abwertende Kommentare über sich selbst zu hören bekommen, verfestigen sich diese schließlich zu einem abwertenden Dialog in Ihrem Inneren. Sie werden zu Ihrem eigenen, strengen Zuchtmeister, zu Ihrem eigenen, unbarmherzigen Richter. Weil Sie den Ansprüchen anderer genügen wollen und weil Sie sich wie jeder Mensch nach Lob und Anerkennung sehnen, entwickeln Sie vielleicht eine ausgeprägte Disziplin als Lebensstrategie, die Sie antreibt, immer mehr und immer bessere Leistung zu bringen. Sie legen sich die Messlatte selbst reichlich hoch und stellen schließlich überhöhte Ansprüche an Ihren eigenen Einsatz und Ihre Ergebnisse.

Während Ihre Disziplin Sie einerseits zu immer höherer Leistung antreibt, spinnt sie den verinnerlichten negativen Dialog weiter, der Ihnen als Kind beigebracht wurde. Solch eine Disziplin hält Sie zwar leistungsmäßig bei der Stange, aber mit einem abwertenden Dialog im Kopf und im Herzen kann es Ihnen kaum gelingen, zufrieden und glücklich mit sich selbst zu werden, egal, wie hervorragend Ihre Leistungen in Wirklichkeit sind. Sie verausgaben sich aufs Äußerste, aber es ist nie genug – Sie erhalten kein Lob und keine Anerkennung von Ihrem inneren Richter. Sätze wie «So wird das nie was», «Die anderen sind besser als du», «Du schaffst es sowieso nicht» sind klare Anzeichen für eine negativ ausgeprägte Disziplin.

Diese Art der Disziplin wirkt sich absolut feindlich auf Ihre Lebenskraft aus. Ist sie so negativ gefärbt, dann kämpfen Sie unaufhörlich weiter, bis Sie ausgebrannt sind. Denn nie können Sie auf Ihrem Erfolg ausruhen. Wie die meisten Menschen, die sich hilflos fühlen, sind Sie durchaus diszipliniert, aber die negative Färbung Ihres Duchhaltevermögens untergräbt Ihre Energie, Wirksamkeit und Lebensfreude.

Interessanterweise reicht es völlig aus, wenn Vater oder Mutter Ihnen Hilflosigkeit vorleben, damit auch Sie selbst sich als hilflos erfahren. Wenn Sie von Ihren geliebten Bezugspersonen immer wieder hören «Da kann man halt nichts machen» oder «Das ist eben leider so», dann färbt diese Haltung auf Sie ab. Sogar wenn Ihre Eltern Sie geliebt haben und nur das Beste für Sie wollten, sich aber selbst hilflos verhalten haben, war es schwierig für Sie, experimentierfreudig, wagemutig, durchhaltefähig und stark zu werden. Vielmehr ist es wahrscheinlich, dass Sie deren Ohnmacht übernommen haben.

Wenn Sie überwiegend hilflose Menschen als Vorbilder hatten, war es Ihnen nur schwer möglich, Selbstbewusstsein und Durchhaltefähigkeit bis zum Erfolg zu trainieren. So kann eine Opferhaltung anerzogen und über Generationen weitergegeben werden. Das ist ein typischer Fall von Modelllernen. Was Ihre Vorbilder Ihnen vorleben, leben Sie nach, ohne zu verstehen, was Sie tun und welche Konsequenzen das für Ihr Leben hat. Wohl kaum ein Elternteil möchte seinem Kind bewusst ein so hinderliches Lebensprogramm mit auf den Weg geben. Aber Erwachsenen ist häufig selbst nicht bewusst, dass sie sich hilflos verhalten. Also geben sie ihre Verhaltensweise unwissentlich an ihre Kinder weiter.

Häufig tragen Erwachsene noch alte Hilflosigkeitsprogramme aus ihren eigenen Kindertagen mit sich herum. Wie der erwachsene Elefant glauben auch sie immer noch an eine Einschränkung, die sie früher erlernt haben. Viele ihrer kindlichen Denk- und Verhaltensprogramme konnten sie im Laufe ihrer Entwicklung überprüfen und so die Dinge über Bord schmeißen, die sie behindert haben. Leider gibt es womöglich Nischen in ihrer Innenwelt, in denen sich hartnäckig klebrige Reste aus längst überholten Lebenserfahrungen halten konnten.

Glücklicherweise ist es meist so, dass Menschen nicht in allen Lebensbereichen hilflos sind. Beispielsweise können sie sich sehr tatkräftig und zielgerichtet für ihre beruflichen Angelegenheiten einsetzen, gute Arbeitserfolge erzielen und darin voller Selbstvertrauen sein. Gleichzeitig sind sie vielleicht hilflos in Beziehungen und setzen einen Flirt nach dem anderen in den Sand, ohne je über das erste Beziehungsstadium hinauszugelangen. Kaum ein Mensch dürfte komplett der Hilflosigkeit anheimgefallen sein – selbst Menschen mit wenig Erfolgen verfügen über Stärken und schaffen sich Bereiche, in denen sie erfolgreich sind.

Mit Ihren Kompetenzen als Erwachsene jedoch können Sie beschließen, sich einer Aufgabe zu stellen und sich mit Ihrem ganzen Selbstvertrauen und Einsatz dem Gelingen zu widmen. So können Sie Ihre alte Hilflosigkeit überwinden. Sie bieten sich damit die Gelegenheit, eine neue Erfahrung zu machen, indem Sie Ihre alte, hilflose Vergangenheit mit einer neuen Information, mit einem Erfolgserlebnis, überschreiben. Gelingt Ihnen das einige Male, so wird Ihr altes Hilflosigkeitsprogramm gelöscht. An dessen Stelle entsteht eine neue Form der Selbstwirksamkeit in Ihnen, die von nun an zuverlässig Ihre Tatkraft, Ihren Mut und Ihren Glauben an sich selbst speist. Das Geheimnis Ihres Erfolgs ist dann nicht Gut-, Besser- oder gar Perfekt-Sein, sondern es geht darum, dass Sie immer weitermachen, auch wenn es mal gerade nicht so rund läuft.

Dass Sie von Ihrer eigenen Wirksamkeit überzeugt sind, ist ein ausschlaggebender Faktor für Ihren Erfolg. Übertragen Sie Ihre erlernte

Hilflosigkeit auf Ihr Essverhalten, dann zweifeln Sie an Ihrer Fähigkeit, sich kontrollieren und tatsächlich abnehmen zu können. Wenn Sie sich sagen, «Ich schaffe das ja sowieso nicht», verändern Sie nichts oder nur wenig an Ihrem Essverhalten. Raffen Sie sich doch zu einer Veränderung auf, bleiben die Erfolge vorerst aber aus, dann geben Sie auf. Wer an sich und seinen Gewichtserfolg glaubt, bleibt so lange bei der Stange, bis das Ziel erreicht ist. Die Tatsache, dass Sie als gelernte Hilflose die Abnehm-Flinte schon nach drei Tagen ins Korn schmeißen, begründet auch die unterschiedlichen Ergebnisse: Sie verlieren nur ein Kilo, weil Sie nach fünf Tagen aufgegeben haben. Die Selbstwirksame verliert zwölf Kilo, weil sie konsequent fünf Monate durchgehalten hat.

Viele Frauen können ein Klagelied singen, wie oft sie in ihrem Leben schon versucht haben, ihr Essverhalten zu kontrollieren, und wie oft sie nach verlorenem Kampf gequält, entmutigt und enttäuscht von sich selbst aufgegeben haben.

Viele Frauen schämen sich, dass sie vermeintlich so unbeherrscht sind. Sie verheimlichen diesen erfolglosen Anteil, der nicht ins Bild einer erwachsenen und selbstbestimmten Frau passt, die Kontrolle über ihr Leben und ihre Bedürfnisse hat. Ihr Schweigen über die endlose Schleife von Esskontrolle und Scheitern macht sie ein Stück weit einsam. Sie sind überzeugt davon, diesen Anteil keinem anderen Menschen zumuten zu können.

Je ausgeprägter die erlernte Hilflosigkeit, desto schneller rutscht man in einen Denk- und Handlungskreislauf, der bis ins Suchtverhalten führen kann. Esssucht, Binge-Eating[6] oder andere Formen stellen eine extreme Steigerung vieler Alltagsvorgänge rund ums Essen dar. Immer geht es dabei um Kontrolle, Esslust und das Aufgeben der Kontrolle. In dieser Form werden alltägliche Mechanismen ausgeprägter, nehmen mehr Raum ein, lassen weniger Raum für die selbstwirksamen und funktionierenden Anteile der Frau und bringen ein zugespitztes Verhalten mit sich, das den Leidensdruck sehr erhöht. Die meisten von uns tragen die grundlegenden Anlagen zu einer Essstörung in sich – aber nur, wenn wir immer tiefer in die Hilflosigkeitsspirale geraten, entwickelt sich eine Essstörung tatsächlich.

---

6 engl.: Völlerei. In der Fachsprache steht Binge-Eating für Essattacken.

Was ist am Thema Essen und Kontrolle so weiblich? Auch wenn allmählich einige Männer in diesen Sog von Kontrolle und Esslust hineingezogen werden, sind es doch überwiegend Frauen, die um Essen und Figur rotieren. Die Hauptzielgruppe für Diäten sind nach wie vor Frauen. Bereits junge Mädchen machen erste Erfahrungen mit Diäten, noch bevor sie Schulabschluss oder Führerschein in der Tasche haben. Sie sind ständig umgeben von Schulfreundinnen, Müttern und anderen Frauen, die ebenfalls gerade eine Diät machen. Abnehmen ist für Mädchen und Frauen ein allgegenwärtiges Thema. Und Diäten können eine Brücke hinein in ein verkorkstes Essverhalten sein. Denn sie untergraben bei vielen jungen Frauen das Zutrauen, das eigene Essverhalten positiv kontrollieren zu können.

Wie Diäten Sie Hilflosigkeit lehren

Diäten fallen bei Frauen auf einen anderen Charakterboden als bei Männern. Mädchen werden oft immer noch weniger zur Aktivität, weniger zur Dominanz, weniger zu offensivem Handeln erzogen als Jungen. Mädchen werden eher Verhaltens-, Denk- und Fühlweisen nahegelegt, die sich als abwartend, verzeihend, verständnisvoll, ausgleichend und zurückhaltend beschreiben lassen. Sie werden weniger dazu erzogen, beharrlich ihre eigenen Ziele zu verfolgen und dabei auch Kampf und Anstrengung zu akzeptieren. Frauen haben daher viele Stärken, wenn es um verbindliche Beziehungen geht. Aber diese Erziehung sorgt auch oftmals dafür, dass sie eher aufgeben, Konflikten und Frustrationen aus dem Weg gehen und sich nicht so vehement für ihre Ziele einsetzen. Dadurch haben sie seltener Erfolgserlebnisse. In Bezug auf ihren zukünftigen Beruf werden Mädchen vielleicht noch eher in die aktive und zielorientierte Richtung geschoben. Aber die Erwartungen an ihre soziale Gefälligkeit, an ihr emotionales Kostüm bleiben oft nach wie vor ganz klassisch auf weich und verständnisvoll ausgerichtet. Mädchen laufen somit eher als Jungen Gefahr, Hilflosigkeit zu lernen.

Ein Mann definiert sich in höherem Maß über das, was er tut, nicht darüber, wie er aussieht. Obwohl deutlich mehr Männer als Frauen übergewichtig sind, stehen viele Männer nicht so selbstkritisch ihrem

Aussehen gegenüber und hadern daher weniger mit ihrem Gewicht und mit ihrer Figur. Sie sind mehr an der Sache und am Ziel, weniger an sich selbst und der Befindlichkeit anderer orientiert. Männer neigen in Sachen Essverhalten zur Macher-Sicht. Wenn eine Diät eine Anleitung zum Schlanksein bietet, super. Einfach umsetzen und es funktioniert.

Frauen wollen mit einer Diät einen besseren Menschen aus sich machen. Sie definieren sich häufig stärker über ihr Aussehen als über das, was sie tun. Frauen fragen eher, ob sie so sind, wie sie sein sollten, ob sie liebenswert genug sind – kurz: ob sie richtig sind. Die Diät dient dazu, ihre Liebenswürdigkeitsbilanz aufzuwerten.

Mit der Ausgangsfrage «Bin ich richtig?» in eine Diät einzusteigen, stößt die Frauen auf eine folgenschwere Antwort: Du bist nicht richtig, denn du willst immer noch essen, obwohl dir doch die Diät sagt, dass du es nicht darfst. Die Frau leitet aus einer misslungenen Diät ab, dass es wieder einmal falsch war, etwas zu brauchen und etwas zu wollen. Denn die Anziehungskraft einer Frau liegt ja vermeintlich darin, dass sie etwas geben kann. All das spielt sich unterschwellig und unbewusst ab.

Diäten appellieren ausschließlich an Ihre vernünftige Seite. Wenn Sie sich an die Regeln halten, so erreichen Sie Ihr Ziel – das verspricht Ihnen die Diät. Ernährungsratschläge sind auf einer rationalen Ebene betrachtet sicher sinnvoll, wenn es darum geht, dass Sie gezielt die passenden Lebensmittel auswählen. Aber Essen ist eben weitgehend nicht rational gesteuert, wie Sie in den letzten Kapiteln gesehen haben. Sie haben es aus der Erfahrung heraus gelernt und nicht als rein vernünftigen und logischen Vorgang. Dabei verbinden Sie Nahrungsmittel mit Ihren körperlichen Impulsen, Gedanken und Gefühlen. Diese Kopplungen sind nicht rational, stehen Ihnen aber gewohnheitsgemäß nah – viel näher als vernünftige Argumente, warum Sie Salat statt Chips essen sollten. Ihr Essverhalten hat Schwachpunkte, sonst würden Sie ja keine Diät machen. Aber genau bei diesen Schwachpunkten lässt die Diät Sie allein. Diäten bieten Ihnen keinerlei Rat, wie Sie sich selbst dazu motivieren können, so und nicht anders zu essen. Wie auch?

Da jeder Mensch andere Schaltstellen zu seiner Motivation hat, jeder andere Bedürfnisse, andere Stärken und Schwächen in seinem

Essverhalten, wie sollte da eine Diät für alle doch so unterschiedlichen Menschen und deren jeweils individuellen Weichenstellungen funktionieren? Diäten mit Anspruch auf Allgemeingültigkeit müssen geradezu alle persönlichen Aspekte ausblenden, denn diese wären unmöglich zu bedienen. Diäten tun so, als wäre es leicht, sie zu befolgen. Und weil es scheinbar so leicht ist, ist jedes Scheitern an einer Diät heikel.

Diäten bieten einen ausgezeichneten Einstieg, um Hilflosigkeit in Bezug auf das eigene Essverhalten zu erlernen und weiter auszubauen. Statt eine Hilfestellung für das jetzt unabdingbare Selbstmanagement zu liefern, die Sie in Ihrer ungewohnten Diät-Spurrille dringend bräuchten, lässt Sie die Diät mit Ihren emotionalen Schwankungen allein. Das Unangenehme an einer Diät ist, dass sie nicht mit Ihren Bedürfnissen oder Gefühlen umgeht, die in Ihnen bei einem Verzicht auf gewohnte Nahrungsmittel und gewohntes Essverhalten auftauchen. Mit diesen emotionalen Begleiterscheinungen müssen Sie alleine klarkommen. Diäten tun, als sei es so normal, die Kontrolle zu behalten, dass niemand darüber auch nur reden müsste. Aber Ihr Innenleben reagiert auf die ungewohnte Behandlung durch die Diätvorschriften möglicherweise mit zahlreichen Fehlermeldungen, die Sie aus Ihrem Gleichgewicht bringen.

Jetzt ist ein guter Zeitpunkt, um Sie mit Susanne bekannt zu machen. Susanne macht ihre erste Diät. Sie ist elf und sicher, dass ihr Aussehen und eine sehr schlanke Figur äußerst wichtig sind. Sie verbringt mittlerweile mehrere Stunden am Tag damit, über Diäten, Kalorienrechenexempel und Gewichtskurven nachzudenken.

Susanne startet voller Selbstsicherheit und Schwung in ihre erste Diät. Vier Kilo will sie verlieren. Der erste Tag läuft ganz gut. Die in der Diät vorgeschriebenen Nahrungsmittel hat sie heute Morgen abgewogen und mit in die Schule genommen. Sie lässt sogar etwas davon übrig, damit sie schneller abnimmt.

Am Nachmittag zu Hause erledigt sie erst einmal ihre Aufgaben für die Schule. Danach soll sie im Discounter noch ein paar Dinge für den Familienhaushalt einkaufen. Dort schnappt sie sich einen Einkaufswagen und arbeitet routiniert ihre Einkaufsliste ab. Jetzt steht sie vor der Kasse in der langen Schlange. Neben ihr ist das Regal mit dem Süßkram. Eigentlich nimmt sie sich da immer eine Kleinigkeit mit.

Der Riegel mit Schokoüberzug ist ihre Lieblingssüßigkeit. Der ist ab jetzt natürlich tabu, weil sie ja Diät macht.

Sie schwankt innerlich. Schließlich hat sie doch heute Morgen weniger gegessen, als sie laut Diät hätte tun dürfen. Dann hat sie doch jetzt noch ein paar Kalorien gut, oder? Ein winziger Schokoriegel müsste doch drin sein? Aber sie bleibt konsequent und lässt den Riegel links liegen. Schon am ersten Tag ihrer Diät sündigen kommt für sie überhaupt nicht infrage. Sie zahlt und verlässt den Discounter – ohne Schokoriegel.

Nach diesem Einkauf geht ihr der Schokoriegel allerdings nicht mehr aus ihrem Kopf. Dauernd fällt er ihr wieder ein. Sie versucht sich abzulenken, aber immer wieder taucht diese Verführung vor ihrem inneren Auge auf. Langsam wird es anstrengend, sich ständig gegen diese Vorstellung zu wehren. Susanne will, dass dieser Schokoriegel aufhört, sie dauernd zu nerven.

Sie geht noch einmal los, kauft die verführerische Süßigkeit und isst alles sofort auf. Das Vergnügen ist leider zu schnell vorbei. Irgendwie ist sie jetzt unzufrieden mit sich. Sie rechnet nach: Ihre Bilanz für den Tag hat sie durch den Riegel mit 270 Kalorien überzogen. Mist. Heute hat es mit dem Abnehmen also nicht geklappt. «Ich muss mich mehr anstrengen», nimmt sie sich vor. Sie fasst strenge Diätvorsätze für den nächsten Tag.

Wiederum läuft der Tag anfangs ganz gut. Doch auch am zweiten Tag gerät Susanne in Versuchung. Sie verkrampft sich, als sie merkt, dass sie wieder etwas essen möchte, das nicht auf dem Plan steht. Sie warnt sich selbst, dass sie auf keinen Fall wieder schwach werden darf, und bleibt fest. Sie fragt sich, ob sie normal ist, weil sie ständig ans Essen denken muss. Sie ist wirklich verfressen und gierig, findet sie. Das bedeutet ja dann wohl, dass sie sich ständig wird kontrollieren müssen, wenn sie schlank sein will. Oh Mann, das wird ja ganz schön anstrengend! Sie bekommt echte Zweifel, ob sie diese Art zu leben überhaupt bewältigen kann.

Wenn sie hochrechnet, wie viel sie sich verkneifen muss und wie wenig sie abgenommen hat, dann wird sie verdammt wenig Spaß haben in ihrem Leben, sollte das mit der Diät so weitergehen.

Aber noch gibt sie nicht auf. Auch den zweiten und dritten Tag hält sie durch. Aber sie ist niedergeschlagen. Das Naschen fehlt ihr. Die erlaubten Nahrungsmittel öden sie mittlerweile an, vieles davon gehört nicht gerade zu ihren Lieblingsspeisen. Sie hat auch kaum Gewicht verloren.

Am Abend des vierten Diättages hat sie sturmfreie Bude. Als ihre Eltern aus dem Haus sind, macht sich Susanne ein Nest auf dem Sofa. Das Fernsehprogramm sieht gut aus. Der Stress der ganzen Woche weicht allmählich einer angenehmen Entspannung. Nebenan steht der bis obenhin gefüllte Kühlschrank der Familie. Aber die Diät? Sie hat heute schon alles gegessen, was auf dem Plan stand. Da ist nichts mehr drin für sie. Sie bekommt richtig schlechte Laune.

Für kurze Zeit kämpft sie mit sich, aber dann lässt sie ihren Sinn für Genuss siegen. Sie fasst einen Entschluss und bricht die Diät ab. Sie stiefelt in die Küche und kehrt mit einem Tablett voller Leckereien zurück. In den nächsten zwei Stunden schaut sie den Krimi und schwelgt in allem, was der Kühlschrank zu bieten hat.

Als sie reichlich gesättigt ist, spürt sie die Enttäuschung über ihr Verhalten. Es war ihr wichtig, vier Kilo abzunehmen, aber sie hat es nicht geschafft. Und sie glaubt auch nicht, dass sie es beim nächsten Mal schaffen wird.

Wir können Susannes emotionalen Prozess hier noch einmal nachzeichnen. Sie startet voller Elan und Begeisterung und erlebt kurz darauf, dass sie scheitert. Das Scheitern legt sie sich selbst zur Last und sieht es als ihr persönliches Versagen an. Wenn Susanne dieses Muster mehrmals wiederholt, erlebt sie ihr persönliches Versagen jedes Mal stärker und ihre Schuldgefühle werden größer. Sie zerbricht sich den Kopf, warum ausgerechnet sie es nicht schafft, ihr Essverhalten zu kontrollieren, wo doch so viele andere schlank sind und mit Diäten gut abnehmen können. Sie findet nur eine Antwort auf ihre Grübelei: Sie ist durch und durch undiszipliniert! Wenn sie nachdenkt, findet sie dafür auch ganz viele Beweise. Viele schmerzhafte Beispiele fallen ihr ein, in denen sie genauso undiszipliniert war und schmählich versagt hat. Dieses Etikett «Ich bin beim Essen völlig undiszipliniert, deshalb werde ich es nie schaffen abzunehmen», das klebt sich Susanne nach weiteren vergeblichen Diäten selbst auf die Stirn. Jetzt hat sie wirklich was fürs Leben gelernt: Hilflosigkeit beim Essverhalten.

Alle gescheiterten Diäten beinhalten dieses fatale Potenzial, Ihnen einzuflüstern, Sie seien zu undiszipliniert und zu schwach, um zu verzichten. Weil Diäten nicht thematisieren, wie Sie anders mit Ihrer Esslust und den dahinter verborgenen Themen umgehen können, und stattdessen so tun, als wäre es das Einfachste in der Welt, sich an die Essvorschriften zu halten. Es wird Ihnen suggeriert, völlige Kontrolle über Ihr altes, antrainiertes Essverhalten mittels Disziplin wäre selbstverständlich.

Eine Diät verlangt von Anfang an die hundertprozentige Umstellung des Essverhaltens – ohne Übungsmöglichkeit, ohne Übergangszeit und ohne Begleitung in der Umsetzung. Sie bereitet Sie nicht auf die Gefühle vor, die diese heftige Umstellung von einer eingefahrenen Gewohnheit auf ein komplett neues und ungeläufiges Programm bewirkt. Die Diät setzt voraus, dass Sie diese Gefühle und Regungen alleine werden managen können, denn nur so kann das neue Programm weiter umgesetzt werden. Von heute auf morgen sollen Sie also ein komplett anderes Essverhalten an den Tag legen und Ihre alten Gewohnheiten straff im Griff haben, ganz selbstverständlich und locker. Niemand redet davon, wie unglaublich schwer das in manchen Momenten sein kann.

Und niemand redet davon, wie unterschiedlich Kontrolle und Disziplin beim Essen aussehen können. Hier ist jeder Mensch anders. Der eine muss einfach jedes Essen kosten, kann keine Gelegenheit zum Probieren verstreichen lassen, kann aber dafür auch sofort wieder aufhören. Der andere dagegen kommt den ganzen Tag problemlos ohne eine Mahlzeit aus, kann sich aber am Abend wunderlicherweise nicht mehr zurückhalten und schlägt sich zur Entspannung den Bauch voll. Beide sind auf ihre Art disziplinlos. Gleichzeitig haben beide ihre disziplinierten Seiten, sie können aufhören bzw. den ganzen Tag auf Essen verzichten. Auf diese individuellen Stärken und Schwächen gehen Diäten nicht ein.

Und Diäten können das Gegenteil von Kontrolle bewirken – Rebellion. Immer wenn ein Regime unbedingte Kontrolle über Sie will und Sie sich gegängelt fühlen, ist es nur eine Frage der Zeit, bis sich Widerstand in Ihnen regt. Irgendwann begehren Sie auf und brechen die auferlegten Regeln, indem Sie so richtig über die Stränge schlagen und genau das Gegenteil von dem tun, was Sie sollten und wollten. Ihrem Innenleben ist es dabei egal, dass Sie selbst es waren, der sich dieses Regime auferlegt hat.

Wie ist bei Ihnen? Glauben auch Sie von sich selbst, Ihr Essverhalten nicht steuern zu können? Hat die Erfahrung Sie davon überzeugt, dass Sie sich offensichtlich nicht kontrollieren können und ein gieriger Esser sind? Aber nur weil Sie das glauben, ist es noch lange nicht wahr. Sie verhalten sich bisher nur deswegen hilflos beim Essen, weil Sie es nicht anders gelernt haben.

Interessant ist, wie dieses selbst verliehene Etikett, undiszipliniert zu sein und keine Kontrolle zu haben, Ihr zukünftiges Essverhalten beeinflusst. Immer dann, wenn Sie entscheiden, ob Sie dieses Nahrungsmittel jetzt essen oder nicht, erinnern Sie sich daran, dass Sie sich ja nicht kontrollieren können und gierig sind. Und weil Sie das glauben, beherrschen Sie sich auch nicht. Sie probieren erst gar nicht aus, was passieren würde, wenn Sie das Essen stehen lassen würden. Sie essen sozusagen schon vorbeugend, bevor Sie befürchten müssen, es könnte wieder einen Kampf zwischen diesem Hamburger und Ihrem schlechten Gewissen geben. Sie gehen einfach davon aus, die Gefühle nicht aushalten zu könnten, sollten Sie jetzt auf Essen verzichten – und deswegen essen Sie.

So bringen Sie sich selber um die Erfahrung, dass Sie es oft ganz wacker schaffen würden. Aber nur wenn Sie selbst testen, was in diesem Moment des Verzichts wirklich passiert, können Sie herausfinden, was dann geschieht.

Nur Mut, wagen Sie dieses kleine Experiment. Nur dann haben Sie die Chance zu erleben, dass es funktioniert. Sie lassen das Essen sein und nichts Schlimmes passiert. Sie bekommen keinen Nervenzusammenbruch und keinen hysterischen Anfall. So als würde unser Elefant, der erwachsen geworden ist, doch noch einmal probieren davonzulaufen. Er würde feststellen, dass er frei ist. Und wenn Sie Ihr Essen stehen lassen, werden Sie feststellen, dass Sie das prima überleben.

Es gibt immer wieder Teilnehmerinnen in meinen Kursen, die mir überzeugt versichern, es wäre ihnen unmöglich, Essen stehen zu lassen. Sie könnten auf keinen Fall die Gefühle aushalten, die dann ans Tageslicht kämen. Diese Klientinnen lade ich gerne zu einem kleinen Experiment ein, das ich «Wart ein Weilchen» getauft habe. Das nächste Mal, wenn die Klientin das Gefühl hat, essen zu müssen, soll sie ein Weilchen warten. Eine Minute ist als Weilchen schon lange genug. In dieser Minute soll sie wahrnehmen, wie sie sich fühlt. Sie hat dann die Gelegenheit zu prüfen, wie es ihr körperlich geht, was sie denkt, was sie fühlt.

Den meisten Frauen ist etwas mulmig vor diesem Experiment. Sie rechnen mit heftigen und unangenehmen Gefühlen wie Wut, Trotz, Frustration, mit bodenloser Einsamkeit und Trauer oder lähmender Langeweile. Aber nachdem sie sich überwunden haben, berichten mir die Frauen erstaunt, was sie wirklich erlebt hatten.

Anders als erwartet tauchten keine dramatischen Ausbrüche auf. Die Gefühle und Gedanken waren stattdessen unspektakulär und gut auszuhalten. Manche Frauen konnten z. B. spüren, dass sie müde waren, während sie die Minute verstreichen ließen. Andere Frauen spürten während ihres «Weilchens», dass sie etwas unruhig waren und sich gerne deutlich mehr entspannen wollten.

Eine Frau, die regelmäßig eine Schale mit Süßigkeiten plünderte und sich dabei als fremdgesteuert und kopflos erlebte, erzählte mir, dass sie durch den Aufschub wahrnehmen konnte, dass sie einfach völlig ausgehungert war. Statt wieder und wieder Süßes zu essen, begann sie damit, sich Brote zur Arbeit mitzunehmen. Die konnte sie essen, wenn sie wieder eine Heißhungerattacke hatte. So konnte sie aus ihrer Hilflosigkeitsspirale aussteigen. Einhellig bestätigten die Frauen, dass sie es gut schaffen konnten, Essen kurze Zeit aufzuschieben und dabei wahrzunehmen, wie es ihnen in dem Moment ging.

So eine Erfahrung macht Mut. Wenn Sie es schaffen, eine Minute zu warten, bis Sie essen, dann schaffen Sie auch zwei Minuten. Damit trainieren Sie Ihren Willen wie einen Muskel. Der Willensmuskel braucht genauso Training wie jeder andere Muskel auch. Wenn Sie Hilflosigkeit gelernt haben, haben Sie Ihren Disziplinmuskel vernachlässigt und zu wenig trainiert. Er ist verkümmert und schwach. Und mit einem schwachen Muskel kann man keine Kraftleistungen vollbringen. Erst müssen Sie den Wart-ein-Weilchen-Muskel aufbauen, ihn Stück für Stück kräftigen. Und wenn er dann stark genug ist, dann sind Sie so diszipliniert, wie Sie immer sein wollten.

Erlernte Hilflosigkeit in Ihrem Essverhalten lässt Sie glauben,
Sie könnten sich beim Essen nicht kontrollieren.
Doch das ist nicht wahr.

Diesmal habe ich eine kurze Selbstbeobachtung als Übung für Sie ausgesucht:

Übung 4: «Wart ein Weilchen»

Der beste Zeitpunkt für diese Selbstbeobachtung ist, wenn Sie unbedingt etwas essen wollen, obwohl Sie ganz klar satt sind. Genau dann, wenn Sie schon vor dem Kühlschrank stehen, das Stück Schokotorte schon vor Ihnen auf dem Teller liegt, Sie die Chipstüte gerade aufgerissen oder das Käsebrot schon in der Hand haben.

Legen Sie das Essen noch einmal für eine Minute beiseite. Wenn Sie wollen, benutzen Sie einen Zeitmesser.

Nehmen Sie sich diese Minute Zeit, um Ihre Aufmerksamkeit auf Ihr Inneres zu lenken. Sie können sich dazu gerne bequem hinsetzen oder -legen. Oder Sie schauen einen Moment aus dem Fenster, wenn Sie lieber stehen wollen.

Was meldet Ihr Körper? Ist Ihnen warm oder kalt, sind Sie angespannt, zappelig oder entspannt? Haben Sie Schmerzen? Sind Sie erschöpft oder fit? Gibt es sonst etwas, das Sie körperlich wahrnehmen können?

Was haben Sie eigentlich gefühlt, unmittelbar bevor Sie sich entschieden haben, gleich zu essen? Was hat Sie heute den ganzen Tag emotional beschäftigt? Bereiten Ihnen manche dieser Gefühle Stress?

Wenn die Minute um ist, können Sie essen.

Kleiner Kommentar zur Übung. Nehmen Sie einfach nur wahr, was da ist. Sie brauchen nicht zu verstehen, warum Sie so denken oder fühlen. Sie brauchen auch nichts an Ihren Körperempfindungen, Gedanken oder Gefühlen zu ändern. All das kann einfach so bleiben, wie es ist. Und es ist auch nicht notwendig, diese Körperempfindungen, Gedanken oder Gefühle als gut oder schlecht, als richtig oder falsch zu bewerten. Sie sind eben so, wie sie sind. Das ist okay.

Diese Übung können Sie immer wieder machen. Es ist hilfreich, wenn Sie Ihre Wahrnehmungen jedes Mal stichpunktartig notieren. Das hilft Ihnen, die für Sie typischen Auslöser für Essen dingfest zu machen. Mit der Zeit werden Sie erkennen können, warum Sie essen, obwohl Sie nicht hungrig sind.

Kapitel 4:
Was Hänschen nicht lernt, kann Hans doch noch lernen

Wie Sie oben gesehen haben, kann erlernte Hilflosigkeit dazu führen, dass Sie in eine Hilflosigkeitsspirale in Bezug auf Ihr Essverhalten geraten. Dann drohen Sie immer mehr in Ihre Essfantasien abzugleiten, Ihre Gelüste machen sich in Ihrem Alltag breit und Sie riskieren schlechte Laune, wenn Sie nicht umgehend bedienen, was die Esslust fordert.

Umgekehrt funktioniert die Spirale allerdings ebenfalls. Die kleine Übung am Ende des vorigen Kapitels hat Sie vielleicht schon auf die Idee gebracht, dass Sie der Hilflosigkeit doch ein Schnippchen schlagen können. Genau so, wie Sie immer mehr die Kontrolle über Ihr Essverhalten abgeben und verlieren können, sind Sie auch imstande, Ihre Kraft zur Selbstbestimmung zurückzugewinnen.

Der Spruch «Was Hänschen nicht lernt, lernt Hans nimmermehr» gilt nicht. Natürlich können Sie jederzeit umlernen, wenn Sie wollen. Vielleicht gelingt es nicht ganz so mühelos und schnell wie früher als Kind. Aber die Hauptsache ist doch, dass Sie am Ende beherrschen, was Sie lernen wollten – und das funktioniert, wenn Sie genug üben.

Warum Selbstwirksamkeit das beste Gegenmittel für erlernte Hilflosigkeit ist

Das Zaubermittel heißt Selbstwirksamkeit und ist das genaue Gegenteil von erlernter Hilflosigkeit. Selbstwirksamkeit kann all die üblen

Effekte der Hilflosigkeit aufheben und dafür sorgen, dass Sie in eine Erfolgsspirale kommen. Und wenn das passiert, dann lassen Sie die Probleme und Schwächen Ihres Essverhaltens sowie überflüssige Kilos hinter sich. Wenn Sie mit Ihrer Selbstwirksamkeit experimentieren und sie dabei trainieren, dann nehmen Sie wahr, wie Sie immer mehr die Kontrolle über Ihr Essverhalten zurückerobern. Sie holen sich durch Ihre Selbstwirksamkeit auf fast magische Weise die Macht über sich selbst zurück. Das Thema Essen tritt mehr und mehr in den Hintergrund, während Sie Ihr Leben und Erleben zunehmend angemessen für sich gestalten. Sie gehen freudig und gut mit sich um und heilen sich Stück für Stück selbst. Dann können Sie Essen als Ersatzbefriedigung loslassen und machen passend, was Ihnen nicht passt. Sie lösen, was Sie einengt, und öffnen sich für das, was Sie wirklich nährt.

Wenn Selbstwirksamkeit wirklich so eine Art Allheilmittel gegen hilfloses Essverhalten ist, wie funktioniert sie genau? Woher kommt der Begriff?

Der kanadische Psychologe und Lerntheoretiker Albert Bandura hat sich zeit seines Lebens dafür interessiert, wie unterschiedlich Menschen ihre Fähigkeiten einsetzen, um Probleme zu lösen. Er entwickelte den Begriff Selbstwirksamkeit in den 1990er-Jahren[7] und beschreibt damit die Selbsteinschätzung eines Menschen bezüglich seines eigenen Verhaltens. Schätzt er sich so ein, dass er durch sein Verhalten und seine Handlungen erfolgreich auf seine Umgebung und Situation einzuwirken vermag, dann gilt er als selbstwirksam. Bandura glaubt, dass Menschen zwar von ihrer Umwelt beeinflusst werden, sich aber bewusst entscheiden, wie sie auf diese Umwelteinflüsse reagieren wollen. Sie werden also weder durch die Umwelt fremdbestimmt, noch sind sie innerlich durch Gene, Charakter oder Persönlichkeit darin festgelegt, wie sie entscheiden und wie sie handeln.

---

7 Bandura, A.: «Exercise of personal and collective efficacy in changing societies». In A. Bandura (Editor), Self-Efficacy in Changing Societies (S. 1–45). Cambridge, Cambridge University Press, 1995.

Unsere Selbstwirksamkeit ruht auf drei Säulen: Überzeugungen, Fähigkeiten und Ziele. Anders gesagt: Was glaube ich? Was kann ich? Und was will ich?

Bei der Frage «Was glaube ich?» geht es um meine Kernüberzeugungen: Ist die Welt grundsätzlich ein guter Ort zum Leben? Glaube ich, dass es mir in der Welt gut gehen wird? Ist ein Happy End für mich möglich? Wenn die Antwort Ja lautet, dann sind meine Überzeugungen in Bezug auf das Leben und meine Daseinsberechtigung positiv. Konkret könnte sich solch ein Glaube dann zum Beispiel in der bewussten Entscheidung zeigen, eine Familie zu gründen und Kinder zu bekommen. Ich gründe eine Familie, weil ich glaube, dass eine Familie etwas Gutes und Erstrebenswertes ist und ich mir zutraue, meinen Kindern eine gute Mutter zu sein und auch in materieller Hinsicht für ihre sichere Existenz und gute Entwicklung sorgen zu können.

Eine selbstwirksame Person hat den Glauben daran, dass ein Happy End möglich ist. Sie handelt, um ihr Ziel zu verwirklichen, weil sie an ihren Erfolg glaubt. Was sie tut, wird nicht vergebens sein. Der Glaube an das Happy End gibt unserer Handlung einen Sinn. Das Glaubensbekenntnis und damit die erste der drei Kernüberzeugungen eines Selbstwirksamen lautet: «Ich glaube, dass die Welt ein guter Ort für mich ist und mein Leben glücklich verläuft».

Die Frage «Was kann ich?» hat den Schwerpunkt Kompetenzen: Fertigkeiten, Fähigkeiten, über die ich verfüge. Sie ermöglichen mir Erfolg. Je mehr ich weiß und kann, desto wahrscheinlicher erreiche ich mein Ziel. Treffe ich auf eine neue Herausforderung, dann kann ich noch nicht wissen, ob ich die Fähigkeit habe, sie zu meistern. Das finde ich erst heraus, wenn ich die Herausforderung annehme und handle. Dazu brauche ich Mut, denn mein Erfolg ist noch ungewiss. Die Gewissheit, dass ich andere Aufgaben bereits erfolgreich gemeistert habe, gibt mir diese Zuversicht. Wenn ich schon einmal einen Schlagbohrer in der Hand hatte und damit erfolgreich ein Loch für einen Garderobenhaken in meine Flurwand gebohrt habe, dann kann ich wohl auch ein Wandregal montieren.

Wichtig ist aber nicht nur mein Können an sich. Ich muss mir auch darüber im Klaren sein, dass ich etwas kann. Denn nur dann gebe ich alles, wenn es gilt, ein Problem zu lösen oder eine Herausforderung anzunehmen. Ich werde findig und probiere alle möglichen Einfälle aus, bis ich eine Lösung entwickelt habe. Ich investiere Zeit, um an der Sache zu arbeiten. Die besten Fertigkeiten, die größte Intelligenz nützen mir deutlich weniger, wenn ich mich selbst für dumm und unbrauchbar halte.

So begründet sich die große Tragik jener Menschen, die durchaus gute Fähigkeiten haben, sich selbst aber für minderwertig halten. Sie fühlen sich unfähig, weil sie eine durch Erfahrungslernen erworbene Denkgewohnheit für Wirklichkeit halten. Sie haben als Kind gelernt, angeblich dumm zu sein, und glauben diese Unwahrheit selbst als Erwachsene noch. Der Elefant mit Fußfessel lässt grüßen.

Ein Mensch mit geringem Wissen und unentwickelten Fähigkeiten kann vielleicht nicht viel. Ist er aber selbstwirksam und glaubt an sich, kann er alles lernen. Er verhält sich neugierig und aufmerksam. So lernt er schnell und eignet sich fehlende Fertigkeiten an. Jemand, der selbstwirksam handelt, beginnt Projekte auch dann, wenn ihm Ausbildung oder Know-how fehlt, weil er damit rechnet, dass er lernen wird, was er können muss. Weil er schnell, gerne und gut lernt, sammelt er viel Wissen und Erfahrung und vermag mit der Zeit immer mehr. Der Glaube an die eigenen Fähigkeiten bewirkt, dass ein Mensch klug wird und sein Können optimal einsetzt. Die zweite der drei Kernüberzeugungen eines Selbstwirksamen heißt: «Ich glaube, dass ich richtig handle».

Die dritte Säule der Selbstwirksamkeit, «Was will ich?», finde ich in meiner Fähigkeit, mir Ziele zu setzen. Ziele entstehen, indem ich mir vorstelle, wie meine Zukunft aussehen soll. Bevor ich mir ein Ziel setze, bin ich in Kontakt mit meinen Wünschen und Bedürfnissen. Ich will angenehme Situationen schaffen und unangenehme vermeiden. Immer wenn ich ein Ziel erreichen will, entsteht in mir ein Antrieb zum Handeln. Ich könnte es auch so sagen: Das Ziel lässt meine Kraft wachsen und gibt mir einen Motivationsschub. Ich bekomme Lust zu handeln, weil ich mich schon darauf freue, mein Ziel endlich zu erreichen und die Früchte meiner Arbeit zu genießen.

Um ein langfristiges und übergeordnetes Ziel zu erreichen, verzichte ich als Erwachsene sogar auf kurzfristige und direkte Annehmlichkeiten im Hier und Jetzt. Ich fahre z. B. zwei Jahre nicht in Urlaub, spare Geld und Urlaubstage, um mir dann einen dreimonatigen Trip nach Australien zu gönnen. Ich schiebe die Befriedigung meines Bedürfnisses nach Urlaub nach hinten, bin also fähig zum Bedürfnisaufschub. Ziele richtig zu setzen, ist ein guter Teil der Selbstwirksamkeit. Gute Motivationsbringer sind die Ziele, die ich einerseits relativ sicher mit einem gut machbaren Aufwand meiner Kraft erreichen kann und die sich andererseits deutlich positiv vom vorherigen Zustand abheben.

Selbstwirksame Menschen setzen sich ihre Ziele klein genug, sodass sie sicher erreichbar sind. Und sie setzen die Ziele groß genug, damit das Erreichen einen spürbaren Unterschied macht, der Aufwand sich lohnt. Die dritte der drei Kernüberzeugungen einer selbstwirksamen Person lautet: Ich glaube, dass es sich lohnt, mein Ziel zu erreichen.

Ein selbstwirksamer Mensch sagt sich: Ich glaube, dass mein Leben glücklich verlaufen kann, dass ich schaffen kann, was ich mir vorgenommen habe, und dass mein Ziel lohnenswert ist.

Diese drei Säulen der Selbstwirksamkeit, also eine positive Grundeinstellung, Selbstbewusstsein bezüglich der eigenen Fähigkeiten und lohnenswerte Ziele, geben Ihnen Geleitschutz bei Ihren Lebensaufgaben. Sie sind wie drei Schutzengel, welche die Härten Ihres Lebens mildern, Ihnen nach dem Straucheln beim Aufstehen helfen und Ihnen Mut zusprechen, wenn Sie sich bewähren müssen.

Der Unterschied zwischen einem Hilflosen und einem Selbstwirksamen ist die Haltung. Auch einem selbstwirksamen Menschen kann ein Unglück zustoßen, auch ihm misslingen Dinge, aber er kann damit förderlich umgehen, sich wieder aufrappeln und das Beste daraus machen. Würden sowohl der Hilflose als auch der Selbstwirksame mit den gleichen Gaben ausgestattet und von der gleichen Ausgangsposition aus starten und würden wir abwarten, wie ihrer beider Leben sich innerhalb von zehn Jahren entwickelt, dann wäre der Hilflose am Ende wahrscheinlich unglücklich und unzufrieden und der Selbstwirksame glücklich und zufrieden. Ihrer beider Leben hätte sich also entgegengesetzt zueinander entwickelt.

Wo beim Selbstwirksamen die Schutzengel helfen, bedrücken den Hilflosen Dämonen. Sie heißen Vergeblichkeit und Sinnlosigkeit, Zweifel an den eigenen Fähigkeiten und Ziellosigkeit. Hilflose sehen nicht, dass sie viele Fähigkeiten und Chancen haben. Sie sehen zwar den Erfolg anderer Menschen, aber sich selbst trauen sie nichts zu. Sie bringen ihre kostbaren und besonderen Fähigkeiten nicht zum

Einsatz, weil ihnen nicht klar ist, dass sie über diese Gaben verfügen. Ihre passive und verneinende Haltung führt dazu, dass die Tür zu Erfolg, Liebe und Glück sich ihnen nicht öffnen kann.

Es ist nicht nur so, dass die beiden alles völlig unterschiedlich erleben – was sich hier hoffnungsfroh und tatkräftig anfühlt, mutet dort sinnlos und schwer an. Es ist auch so, dass der Hilflose und der Selbstwirksame sich völlig andere Wirklichkeiten schaffen. Durch sein Handeln erschafft sich der Selbstwirksame Tatsachen: einen bunten Strauß von beruflichen und privaten Fähigkeiten, ein Netz von hilfreichen Kontakten bis hin zu materiellen Dingen.

Genauso schafft der Hilflose Tatsachen durch sein Nichthandeln. Jede Entscheidung, die er nicht fällt, jede Chance, die er nicht nutzt, wird von anderen gestaltet und ebenso in eine Wirklichkeit gefasst. Die Welt verändert sich und der Hilflose sieht dabei zu.

Häufig sind sich hilflose Menschen ihrer pessimistischen Kerneinstellung zum Leben an sich nicht bewusst. Sie wundern sich eher darüber, dass ihr Leben so anstrengend ist. Sie sind oft erschöpft, weil sie ständig kämpfen müssen. Die Leichtigkeit fehlt und vielleicht fühlen sie sich unterschwellig dauerhaft schuldig. Das Leben empfinden sie so, als würden sie ständig Gas geben, aber kaum vorankommen, weil gleichzeitig die Handbremse angezogen ist.

Natürlich habe ich auf diesen Seiten um der besseren Verständlichkeit willen ein übertriebenes Schwarz-Weiß-Bild gemalt. In Wirklichkeit finden wir solch reine Ausprägungen von Selbstwirksamkeit oder Hilflosigkeit auf zwei Beinen eher selten. Die meisten von uns bewegen sich im Spannungsfeld dieser beiden Pole und sind eine mehr oder weniger hilflose bzw. selbstwirksame Mischung aus beidem. Meist bezieht sich unsere Hilflosigkeit nur auf bestimmte Bereiche unseres Lebens. Sind wir zum Beispiel hilflos in Bezug aufs Geldverdienen, können wir sehr wohl selbstwirksam in Sachen Beziehungen sein oder umgekehrt. Der Grenzverlauf zwischen Selbstwirksamkeit und Hilflosigkeit kann noch feiner sein und innerhalb eines Lebensbereiches verlaufen. Vielleicht haben wir eine Blockade gegenüber allen Dingen, die mit Technik und Mathematik zu tun haben, können aber sehr gut Sprachen erlernen und Geige spielen.

Menschen, die mit ihrem Essverhalten unzufrieden sind und es bisher nicht positiv beeinflussen konnten, sind wahrscheinlich in vielen anderen Bereichen ihres Lebens durchaus selbstwirksam. Ziehen Sie also bitte auf keinen Fall den falschen Schluss, Sie seien insgesamt hilflos und ein schwerer Fall.

Im Gegenteil interessiert uns hier, wie Sie Ihre vorhandenen positiven Überzeugungen, Ihre Fähigkeiten und Ihre Ziele aus den gut funktionierenden Bereichen Ihres Lebens auf Ihr Essverhalten übertragen können. Und das wird Ihnen gelingen, wenn Sie sich klarmachen, wo Sie erfolgreich sind. In dem Augenblick, wo Essen Sie verführen will, können Sie sich an Ihre Erfolge erinnern. Das gibt Ihnen die Kraft zu sagen: «Das esse ich jetzt nicht, und ich schaffe das. Schließlich habe ich zwei Kinder großgezogen (oder mein Abitur in der Abendschule nachgeholt oder mit dem Rauchen aufgehört).»

Die gute Nachricht ist: Selbstwirksamkeit können Sie lernen. Wenn Sie in manchen Bereichen Ihres Lebens Hilflosigkeit gelernt haben, ist dies kein unabänderliches Schicksal nach dem Motto «Dann hast du eben Pech gehabt». Genau wie alles andere können Sie Selbstwirksamkeit trainieren und damit Ihre Kräfte immer mehr ausbauen und stärken. Dabei nützt es Ihnen, wenn Sie Ihre positive Haltung aus den Bereichen übertragen, in denen Sie bereits selbstwirksam sind. Es tut gut, sich an die eigenen Erfolge zu erinnern, um dann mit neuer Zuversicht das Thema Essen anzugehen.

Bei Therese[8], einer Klientin aus meinem Coaching, sah diese Übertragung von selbstwirksamen Erfahrungen auf ihr Essverhalten folgendermaßen aus: Therese war ein gestandener Wander-Fan. Ihre herausforderndste Tour führte sie durch Island – allein. In Island stürmt und schneit es auch im Sommer häufig. Auf ihrer Zehn-Tage-Route durch menschenleere und unwirtliche Landesteile verbrachte sie die Nächte in ihrem Zelt. Therese musste ihr gesamtes Gepäck, ihr Zelt, ihren Schlafsack und ihren Proviant selbst transportieren und ihr Lager alleine aufbauen, auch bei Sturm. Tagsüber musste sie mit Karten und Navigationsgerät ihre Route finden, immer mit dem Risiko, sich zu verlaufen. Das Gelände war sehr schwierig zu gehen und daher auch körperlich sehr anstrengend. Häufig musste sie gefährliche und nicht gesicherte Grate überqueren und Felswände erklimmen. The-

---

8 Ihr Name ist wie bei allen Fallbeispielen geändert.

rese hatte häufig Angst und war oft erschöpft. Aber sie kämpfte sich durch und kam wohlbehalten ans Ziel.

Heute hilft ihr diese Erfahrung dabei, nicht zu essen. Therese erinnert sich daran, wie hart die Wanderung war und dass sie all das durchgestanden hat. Sie hat die Gewissheit gewonnen, dass sie absolut geradlinig sein und entschieden handeln kann. Während der Wanderung hat sie ihre Selbstwirksamkeit absolut bewiesen. Wenn sie sich dies bewusst macht, ist es für sie ein Klacks, beim Bäcker die Linzer Törtchen in der Auslage liegen zu lassen und zu Hause nach einem Teller Nudeln mit dem Essen aufzuhören. Immer wenn sie sich wie gewohnt hilflos ihren Gelüsten nach Essen ausliefern will, erinnert sie sich daran, dass sie schon ganz andere Herausforderungen gemeistert hat und dass sie diejenige ist, die in ihrem Leben die Kontrolle über ihr Tun hat.

Warum Selbstwirksamkeit schlank macht

Sie wissen jetzt, was man unter Selbstwirksamkeit versteht und warum sie so wichtig für Ihren Erfolg ist. Wie können Sie aber die Prinzipien der Selbstwirksamkeit auf Essverhalten und Abnehmen übertragen?

Die drei zentralen Fragen zum Thema selbstwirksames Essverhalten heißen:

- Glauben Sie daran, dass es ein Happy End zu Ihrem Essthema gibt?
- Was müssen Sie können, um Ihr Essverhalten zu steuern?
- Welches Ziel in Bezug auf Essverhalten oder Gewicht motiviert Sie am besten?

Zentrale Frage Nummer 1: Gibt es ein Happy End für Ihr Essthema?

Meine Antwort für Sie auf diese Frage ist ein lautes und deutliches Ja! Es gibt dieses Happy End für Sie, denn Menschen können ihr Essverhalten steuern. Jeder kann das. Auch Sie – ganz bestimmt.

Sie brauchen die felsenfeste Überzeugung, dass es Ihnen möglich ist, Ihr Essverhalten zu steuern. Woher sollten Sie ohne diese Voraussetzung die Kraft nehmen, sich auf den Weg zu machen, um Ihre Gewohnheiten zu erkunden und sie zu verändern?

So manche Frau sagt mir in unserer ersten Sitzung unter Tränen: «Wenn ich nicht mehr essen dürfte, dann gäbe es überhaupt nichts Schönes mehr in meinem Leben. Also esse ich.» Ich bin weit davon entfernt, diese Haltung zu verurteilen. Im Gegenteil – diese Frauen haben meine volle Anteilnahme, dass ihnen so vieles fehlt und ihr Lebenshunger nicht im Geringsten gestillt wird.

Aber meine Aufgabe als Begleiterin aus Ihrem Ess-Irrgarten hinaus ist es nicht, Sie zu trösten, wenn Sie scheitern. Meine Aufgabe ist vielmehr, Sie zu ermuntern, noch einmal aufzubrechen und den Anfang des roten Fadens zu finden, der Sie aus Ihrem Esslabyrinth herausführt. Meine Aufgabe ist es, Ihnen zu sagen, dass sich auch Ihr Leben zum Guten wenden lässt. Auch wenn jetzt alles schwarz und zäh erscheint, muss das nicht so bleiben.

Wenn Sie an Ihrem Essverhalten arbeiten, dann bewegen Sie damit gleichzeitig andere Schichten Ihres Lebensgefüges und bringen frischen Sauerstoff in Ihr gesamtes System. Und wo Sie atmen können, da können Sie sich bald auch bewegen. Machen Sie einen Anfang bei Ihrem Essverhalten und Ihr Leben kommt sanft in Bewegung.

Auch Sie können einen allmählichen, weichen Übergang von einem eher hilflosen in einen selbstwirksamen Lebensabschnitt hinein meistern – in Ihrem Tempo und auf Ihre eigene Art und Weise. Sie brauchen sich nur daran zu erinnern, dass Ihre negativen Gedanken über sich selbst nicht der Wirklichkeit entsprechen. Selbst wenn Sie nicht an sich selbst glauben können, sind Sie wertvoll. Sie brauchen die Bereitschaft, aus einer anderen Perspektive auf Ihr Lebensgefüge mit seinen Höhen und Tiefen, seinen Umbrüchen, Widersprüchen und Chancen zu blicken. Wirklich verloren sind Sie mitsamt Ihrem Essverhalten erst dann, wenn Sie sich ein für alle Mal aufgegeben und in Ihrem Elend eingerichtet haben.

Warten Sie nicht auf den Tag, an dem Sie keine Probleme mehr haben, um dann endlich Ihr Essverhalten aufzuräumen. Vielleicht kommt dieser Tag nie. Dann werden Sie nie einen Anfang finden.

Dann drehen Sie sich in einer Endlosschleife, fräsen sich tiefer und tiefer in eine quälende Spurrille hinein und warten auf eine Lebenschance, die nie kommen wird. Stattdessen können Sie genauso gut sofort damit beginnen. Die Erfolgserlebnisse dabei werden Ihnen guttun. Auf Ihrem Weg werden Sie sich selbst begegnen und stark von dem innigeren Kontakt zu Ihren Gefühlen profitieren.

Essen und Essen-sein-Lassen: Dazu braucht es kein verkrampftes Regelsystem, sondern ein lebendiges und bewegliches Hin-und-Her-Fließen. Leichtigkeit, spielerisches Experimentieren, Lockerheit – all das wird dabei sein, wenn Sie Ihr Essverhalten steuern lernen. Sie können sich von starren Regeln lösen, ohne sich zu verteufeln. Vertrauen Sie darauf, dass Ihr Essverhalten unkompliziert wird.

Essen ist eigentlich gar nicht wichtig, denn es gibt so viel anderes Spannendes, Gehaltvolles und Nahrhaftes im Leben. Manchmal überfrachten Sie vielleicht bestimmte Nahrungsmittel so mit Erwartungen, dass sie zu essen nur eine Enttäuschung werden kann. Das Stück Marmorkuchen, auf das Sie den ganzen Nachmittag hingearbeitet haben, ist gar nicht mehr so toll, wenn Sie es schließlich zu essen bekommen. Die gebratene Chorizo ist Ihnen nach drei Bissen viel zu fettig und fängt an, Sie zu ekeln. Nahrungsmittel haben keine magische Wirkung. Möglicherweise erwarten Sie vom Genuss einer Speise oft zu viel. Selbstverständlich ist es gut, wenn wir genug zu uns nehmen, damit unser Körper ausreichend Energie fürs Leben erhält, aber darüber hinaus braucht es Essen letztlich nicht. Und natürlich können Speisen etwas Schönes und Lustvolles sein – aber sind das nicht tausend andere Dinge auch?

Denken Sie nur mal an das Vergnügen, im Frühjahr auf Bäume zu schauen, die nach einem langen, kahlen Winter ihre frischen grünen Blätter in die Welt geschoben haben. Denken Sie an das wohlige Vergnügen, in einer dämmrigen, warmen Sauna zu liegen und nichts tun zu müssen, außer zu spüren, wie sich Ihr Körper langsam erwärmt. Denken Sie an Ihre Selbstvergessenheit, wenn Sie im Kino ein berührendes Melodrama ansehen, oder an die Freude, mit Ihrer liebsten Freundin auf der Jagd nach den besten Sechzigerjahre-Funden über den Flohmarkt zu schlendern. Denken Sie an das wunderbar prickelnde Gefühl, wenn Sie sich aufmachen zu einem Vorstellungsgespräch für den Job, den Sie wirklich gerne hätten.

Essverhalten zu steuern, bedeutet nicht, dass Sie 24 Stunden ver-krampft darum kämpfen, die Kontrolle zu behalten, und jeder Schwä-che und Verführung widerstehen müssen. Essverhalten zu steuern, heißt, dass Sie zu viele andere tolle Dinge zu tun haben, als dass Sie schon wieder essen wollten. Es gibt so viele anregende, bunte, tröst-liche, verlockende Dinge und liebevolle Menschen auf der Welt, dass Sie unendlich viele Möglichkeiten haben, sich etwas wahrhaft Gutes zu tun – deshalb müssen Ihre Gedanken auch nicht dauernd ums Essen rotieren. Essen bleibt lustvoll, aber als eine unter so vielen an-deren Wahlmöglichkeiten.

Wenn Essen bei Ihnen alles andere als locker und leicht vonstat-tengeht, dann wird es Ihnen helfen, sich auf die Dinge in Ihrem Leben zu konzentrieren, die gut funktionieren, in denen Sie sicher sind und die Ihnen Freude bereiten. Sie werden im Verlauf des Buches weitere Anregungen finden, wie Sie in eine erfolgreiche Steuerung Ihres Ess-verhaltens hineinfinden können. Eine wirksame Übung kennen Sie bereits: die «Wart ein Weilchen»-Übung.

Zentrale Frage Nummer 2: Was müssen Sie können, um Ihr Essverhalten zu steuern?

Menschen, die ihr Essverhalten gut zu steuern verstehen, sind sich sicher, dass sie einem Gericht widerstehen können, weil sie das so entschieden haben. Sie sind geübt darin, einen halb vollen Teller im Restaurant zurückgehen zu lassen, weil sie satt sind. Aufgedrängtes Essen können sie klar und deutlich zurückweisen. Sie reagieren auf erste Anzeichen von Sättigung und hören auf zu essen. Sie unter-scheiden genau, ob sich ihre Erschöpfung angemessener mit einer Bratwurstsemmel oder mit einem halbstündigen Schlaf auf dem Sofa beantworten lässt. Sie vertrauen darauf, dass alles gut wird und sie auch ohne Völlerei zufrieden durchs Leben kommen. All diese fein-sinnigen Verhaltensweisen können Sie erlernen.

Wie jeder andere Lernprozess dauert auch der Weg zu einem unkomplizierten Essverhalten seine Zeit. Ein neues Verhalten erfor-dert mehrfache Wiederholungen, bis eine gewünschte Spurrille sich tief genug eingeprägt hat. Sie müssen Erfahrungen sammeln, testen, was für Sie gut funktioniert und was nicht. Dabei ist es hilfreich, mit einer klar umrissenen überholten Verhaltensweise anzufangen, damit zu experimentieren, sie zu verändern und stattdessen eine neue Umgangsform auszuprobieren. Mit den neuen Erfahrungen, die Sie aus diesem Experiment gewinnen, kommt auch eine andere Art, mit dem Essen umzugehen, die Ihnen völlig entspricht. Sie werden Ihren eigenen Essstil finden. Sie werden Verhaltensweisen entwickeln, die ganz natürlich zu Ihnen passen und die Ihnen leichtfallen.

Susannes Beispiel zeigt uns, wie so etwas in der Praxis aussieht. Seit ihrer ersten Diät sind 23 Jahre ins Land gegangen. In der Zwischenzeit ist sie längst erwachsen und berufstätig. Sie hat die Angewohnheit, ihre vormittägliche Pflicht am Büro-Computer jede Stunde zu unterbrechen, um etwas Essbares aufzutreiben. Meist schnorrt sie bei den Kollegen in der Buchhaltung Süßigkeiten aus deren Keksschale oder sie pilgert zum Automaten im Flur und holt sich dort gegen Kleingeld ihren Unterbrechungs-Snack. Susanne pickt sich diese eine Angewohnheit heraus, um sie gezielt zu verändern. Nur daran wird sie vorerst arbeiten. Alle anderen Gewohnheiten in Bezug auf Essen lässt sie getrost erst einmal beiseite.

Susanne entwickelt Ideen, wie sie dieses Essverhalten umstellen kann. Im Gespräch kommen wir darauf, dass es bei diesem Verhalten nicht nur ums Essen geht. Das Essen ist nur der Anlass dafür, eine kleine Pause von ihrer Routine zu erleben. Der eigentliche Gehalt der Naschereien ist eine Mini-Auszeit von der Arbeit. Es ist derselbe Effekt wie bei den Rauchern. Notgedrungen muss man die Arbeit unterbrechen und trifft einander an der frischen Luft. Dort gibt es dann für alle einen kleinen Schwatz für die Länge einer Zigarette.

Susanne überlegt sich zusammen mit mir einen kleinen Strauß an Möglichkeiten, wie sie diese Pause ebenfalls herbeiführen und rechtfertigen könnte, ganz ohne zu essen. Sie könnte sich beispielsweise zu den Rauchern gesellen und mit denen für eine Zigarettenlänge plauschen, ohne selbst zu rauchen. Sie könnte auf die Toilette gehen und da eine oder zwei Minuten ungestört etwas ausruhen oder nachfühlen, wie es ihr geht. Sie könnte einen kurzen und angenehmen Anruf zwischen ihre aktuelle Arbeitsaufgabe und sich schieben. Sie könnte kurz im Internet recherchieren. Sie könnte sich in der Küche eine Tasse Tee aufgießen. Sie könnte kurz aufstehen, etwas umhergehen, sich strecken und aus dem Fenster schauen. Oder sie könnte mit einer netten Kollegin kurz darüber sprechen, was sie beide am nächsten Wochenende vorhaben.

Susanne nimmt sich für jeden Wochentag eine Idee aus dieser Auswahl vor. Nach zwei Wochen berichtet sie, welche Pausengestaltungen das Rennen gemacht haben. Auf Platz drei ist die Tasse Tee. Auf Platz zwei ist ein kleiner Spaziergang in den Gang zum Archiv. Dort gibt es einige Fenster, von denen sie einen weiten Blick über einige Felder hat und ihre Gedanken einige Minuten sortieren kann. Und auf Platz eins ist ein Gang zur Toilette. Dort kann Susanne einfach mal eine Tür hinter sich zumachen, sich aus dem Blickfeld bringen. Auf dem heruntergeklappten Klodeckel sitzend kann sie für ein paar Minuten die Augen schließen, mal tief durchatmen und zu sich kommen.

Immer wenn jetzt der Impuls nach einem Pausensnack kommt, gibt Susanne dem Impuls nach der Pause nach, aber nicht dem Impuls nach dem Snack. Sie hat sich besonders edlen Tee gekauft, damit sie sich etwas Gutes tun kann. Die kurze Auszeit nimmt ihr viel von ihrer Anspannung am Arbeitsplatz. Sie muss nicht ihr Bedürfnis nach einer Pause unterdrücken, sondern kann es in eine andere Bahn lenken, was ihr natürlich viel leichterfällt. Nach vier Wochen sind ihr die drei neuen Pausenfüller vertraut und funktionieren zuverlässig. Sie ist erstaunt über sich selbst. Diesmal hat sie die Umstellung gut geschafft.

Auch früher hat sie schon oft versucht, dem Bedürfnis nach dem Pausensnack zu widerstehen – vergebens. Sie schöpft etwas Hoffnung, dass ihr Essverhalten vielleicht doch nicht völlig hoffnungslos verfahren ist. Die Sache im Büro ist für Susanne buchstäblich gegessen und sie kann die nächste Unart ihres Essverhaltens angehen.

Lassen Sie sich von Susannes Beispiel dazu anregen, bei sich selbst als Erstes eine kleine Baustelle zu bearbeiten. Wenn Sie eine für Sie passende neue Verhaltensweise gefunden haben, dann trainieren Sie mit ihr, bis sich das alte Verhalten aufgelöst hat. Wenn das neue Verhalten sich verfestigt hat, dann haben Sie es geschafft und Sie können stolz auf sich sein. Und dann können Sie Ihre nächste Essensunart in Angriff nehmen. Wie ich oben schon erklärt habe, hat jeder Mensch seine eigenen Ernährungsmuster mit den eigenen Stärken und Schwächen. Und deswegen müssen Sie Ihre ganz individuellen, ganz eigenen Auswege wählen, Ihre ganz eigenen Antworten finden. Und die werden Sie finden, denn Sie selbst kennen sich am besten.

Natürlich gibt es diese legendären Geschichten, in denen eine Heldin von einem Tag auf den anderen ihr gesamtes Essverhalten umgestellt und ab diesem Zeitpunkt makellos an der rechten Kunst des Kalorienmanagements festgehalten hat. Diese Geschichten geistern in vielen Köpfen herum. Aber diese plötzliche und allumfassende Umstellung ist auch sehr fehleranfällig. Wie ich schon im zweiten Kapitel erklärt habe, neigt Ihr Autopilot doch stark dazu, auf seinen alten Kurs zurückzukehren. Sie rutschen in die alte Spurrille, ehe Sie es sich versehen haben. Und es wäre doch wirklich schade, wenn Sie durch einen Misserfolg auf die Idee kämen, Sie könnten Ihr Essverhalten nicht in den Griff bekommen.

Sie werden nicht von einem Tag auf den anderen von einer hilflosen zu einer selbstwirksamen Esserin. Diese Umstellung passiert Schritt für Schritt. Leichter funktioniert es, wenn Sie mit kleinen Schritten in die Veränderung hineintanzen. Überschaubare Herausforderungen werden Sie meistern. Dadurch ernten Sie einen Erfolg. Auch wenn es ein kleiner Erfolg ist – er zeigt Ihnen die richtige Richtung. Wie beim Muskelaufbau fangen Sie mit einem kleinen Gewicht an. Erst wenn Sie das locker stemmen können, kommt ein Pfund mehr Gewicht auf die Hantel.

Wenn Sie kleine Aufgaben wählen, können Sie leichter Erfolge erzielen und damit Ihre Motivation steuern. Nach einigen Wiederholungen Ihres kleinen Erfolges können Sie einen Schritt wagen, der ein kleines Quäntchen mehr Herausforderung für Sie enthält. So funktioniert die Umstellung Ihres Essverhaltens zuverlässig. Sie wählen eine einzelne Unart aus Ihrem Essverhalten-Potpourri aus und ändern erst einmal nur diese. Wenn die neue Verhaltensweise sitzt, kommt die nächste Aufgabe.

Essverhalten ist wie ein Balanceakt. Sie erlernen das Balancehalten nicht in schwindelerregenden Höhen, sondern auf einem Seil, das wenige Zentimeter über dem Boden gespannt ist. Immer wenn Sie sicher von einer Seite zur anderen kommen, dann können Sie das Seil etwas höher spannen. Das Balancieren wird dabei nicht anders. Für das Seil macht es keinen Unterschied, ob es in zehn Zentimeter oder in zwanzig Meter Höhe gespannt ist, es reagiert immer gleich auf Ihre Bewegungen und Impulse. Aber Sie erarbeiten sich das Zutrauen in Ihre Fähigkeiten, Stück für Stück. Ihre Angst beim Balancieren ist umso größer, je höher das Seil gespannt ist. Damit Ihre Sicherheit und Ihr Selbstvertrauen im gleichen Maß wie die Herausforderung wachsen, müssen Sie trainieren. Das geht am besten mit Aufgaben, die mit Ihrem derzeitigen Können auf Augenhöhe sind.

Am Anfang ist es vielleicht noch so, dass Sie ungeschickt sind und ziemlich ungelenk auf Ihrem Seil herumwackeln. Sie übersteuern und müssen öfter noch mal von vorne anfangen, weil Sie in Ihre alte Gewohnheit verfallen sind. Aber Sie lernen Ihr Essverhalten auszubalancieren, Sie werden sicherer, können früher und geschickter, mit weniger Aufwand gegensteuern. Sie lenken Ihr Essverhalten immer spielerischer. Je sicherer Sie sich fühlen, desto mehr Freude und Selbstgewissheit springt dabei für Sie heraus. Sie können das Seil allmählich etwas höher spannen und sich immer mehr zutrauen. Am Ende sind Sie eine virtuose Seiltänzerin, die auch bei Böen die Balance hält. Durch ausreichend Übung wird Ihr Essverhalten stabil selbstwirksam. Weder Stress noch Gefühlsturbulenzen werden Sie dann zum Essen verführen, wenn Sie nicht hungrig sind.

Am Ende dieses Übens steht ein Essverhalten, das automatisch abläuft. Möglicherweise passiert es Ihnen jetzt, dass Sie in einer Situation, die Sie früher selbstverständlich essend gestaltet hätten, nichts Nahrhaftes anrühren. Hinterher fragen Sie sich, was da passiert ist. Nun, Sie haben eben so gut geübt, dass sich Ihre Unabhängigkeit vom Essen verselbstständigt hat. Glückwunsch!

Zentrale Frage Nummer 3: Welches Ziel in Bezug auf Essverhalten oder Gewicht motiviert Sie am meisten?

Ziele richtig zu setzen, ist auch bei der Veränderung des Essverhaltens und beim Abnehmen wichtig. Das Ziel, sechzig Kilo in zwölf Jahren abzunehmen, ist zwar ziemlich realistisch, aber auch wenig attraktiv. Da ist es schon motivierender, das Ziel in Unterziele aufzuteilen. Drei Kilo in zwei Monaten sind machbar. Drei Monate sind ein überschaubarer Zeitraum. Da Sie von drei abgenommenen Kilos bei sechzig Kilo Übergewicht kaum etwas spüren werden, könnte es eine gute Idee sein, sich für das erreichte Ziel eine Belohnung zu geloben. Aber vielleicht geht es für Sie nicht so sehr ums Gewicht, sondern darum, wieder völlige Kontrolle über das eigene Essverhalten zu gewinnen.

Ich kenne unglaublich viele schlanke, attraktive Frauen, bei denen niemand auf die Idee käme, sie würden mit dem Essen kämpfen. Dennoch hadern viele dieser Frauen mit der Art, wie sie essen. Wenn auch Sie zu dieser Gruppe gehören, geht es für Sie vielleicht vielmehr darum, wieder souverän und selbstbestimmt mit Essen umgehen zu können. Dann sieht Ihr Ziel möglicherweise ganz anders aus als ein paar Kilos weniger auf der Waage. Vielleicht heißt Erfolg für Sie, nach Ihrer normalen Abendmahlzeit nichts Essbares mehr anzurühren. Sie möchten die Kontrolle über Ihr Abendprogramm zurückhaben, statt diesen nervigen kleinen Nimmersatt in sich ständig in Schach halten zu müssen, der dauernd zur Futterkrippe pilgern will. Sie wollen frei und unabhängig von Ihrem Impuls sein und nicht ständig fixiert auf alles, was in den Mund wandern könnte. Die Freiheit zurückzuerlangen, unkompliziert zu essen, kann Ihr persönlicher Wunsch und ein sehr motivierendes Ziel sein.

Sie kennen sich selbst am besten. Welche Schritte sind für Sie überschaubar? Was trauen Sie sich zu? Welche Belohnung erfreut Ihr Herz wirklich? Mit dem richtigen Ziel, dem passenden Tempo bei der Umstellung Ihres Essverhaltens sorgen Sie für optimale Motivation. Wenn Sie mit einer zu hoch gelegten Latte ein Misserfolgserlebnis verursachen, rutschen Sie in Richtung Hilflosigkeit. Besser ist es, Sie schützen sich vor Rückschlägen und Frust, indem Sie sich gut erreichbare Ziele setzen. Damit unterstützen Sie Ihre persönliche Entwicklung, immer besser selbstwirksam zu werden.

Sie können sich weiter auf Ihrem Weg zu einem aufgeräumten Essverhalten unterstützen, indem Sie im inneren Gespräch mit sich selbst bewusst einen liebevollen und behutsamen Umgangston pflegen. Gehen Sie mit sich selbst um wie ein guter Sportcoach und Trainer mit seiner Mannschaft: Sie können sich fordern, indem Sie konsequent in der Sache sind und keine Abweichung von den Schritten erlauben, die Sie sich vorgenommen haben. Aber Sie können und sollen dabei weich und mitfühlend in der Art sein, wie Sie sich selbst diese Botschaft im Selbstgespräch übermitteln.

Wenn Sie sich vorgenommen haben, nach dem Abendbrot aufs Naschen zu verzichten, könnte es schon sein, dass Sie hier an den ersten Abenden hart und konsequent auf Linie bleiben müssen. Vielleicht schlagen Ihre Gedanken alles Mögliche vor, wie Sie doch an Extraleckereien herankommen könnten. Es ist nicht notwendig, sich in dem Fall selbst zu beschimpfen und schlecht zu machen. Sie können sich selbst Ihr klares Nein freundlich und humorvoll verabreichen. Sie können scherzhaft mit sich sprechen. Sie können sich verständnisvoll dabei unterstützen, diesen Lernschritt zu gehen. Ein positiver und wertschätzender innerer Dialog ist sehr wichtig.

Im vorherigen Kapitel haben Sie bereits etwas über den negativen inneren Dialog gelesen. Er führt zu einer negativen Disziplin und die wiederum kann Sie schwächen und unglücklich machen. Ein positiver innerer Dialog jedoch führt zu positiver Disziplin, die Sie stärkt und glücklich macht.

Machen Sie sich bewusst, dass es eine sehr erwachsene und sinnvolle Eigenschaft ist, Verabredungen mit sich selbst einzuhalten und nicht angesichts kurzfristiger Verlockungen einzuknicken. Wenn Sie sich selbst ein Versprechen gegeben haben, müssen Sie es schließlich genauso einhalten wie einer anderen Person gegenüber. Sie nehmen sich selbst schließlich ernst, oder?

Dieser unterstützende und liebevolle Umgang mit sich selbst gehört zu einer selbstwirksamen Person. Denn das innere Gespräch spiegelt wider, wie gut aufgehoben Sie sich in der Welt fühlen, ob Sie sich zutrauen, Ihre Aufgaben erfolgreich anzugehen, und ob Sie sich darauf freuen, Ihre Ziele zu erreichen. Ein positives inneres Zwiegespräch macht Ihren Weg zu einem selbstbestimmten Essverhalten angenehm und erquicklich. Es verbessert Ihre Nähe zu sich selbst und bildet Vertrauen, dass Sie auf dem richtigen Weg sind.

Wenn Sie mich weiter begleiten, werden Sie in den nächsten vier Kapiteln genau nachvollziehen können, wie gutes Essverhalten funktioniert und was es dabei zu lernen gilt. Als kleinen Appetithappen serviere ich Ihnen schon mal, worum es im weiteren Verlauf des Buches gehen wird.

Ihre Essgewohnheiten spielen sich auf vier Ebenen ab: der körperlichen, der gedanklichen, der emotionalen und auf der zwischenmenschlichen Ebene.

Jede Ebene wird in einem eigenen Kapitel beschrieben. Dabei interessiert besonders, wie sich Hilflosigkeit und Selbstwirksamkeit im jeweiligen Bereich auswirken. Sie können sich jede Menge Anregungen und Ideen holen, wie Sie Ihr Essverhalten konkret verändern können. Es wird für Sie erfassbar werden, welche Ihrer alten Esstricks jetzt reif dafür sind, entlassen und durch ein klares neues Verhalten ersetzt zu werden. Sie können kleine und konkrete Schritte entwickeln, um zu trainieren und Erfolge zu sammeln.

> **Es gibt ein Happy End für Sie und Ihr Essverhalten.**
> **Sie können selbstwirksam sein und lernen,**
> **selbstbestimmt zu essen.**

Hier kommt eine Übung, mit der Sie sich selbst beobachten können:

Übung 5: «Nach dem Zu-viel-Essen»

Der beste Zeitpunkt für diese Selbstbeobachtung ist, wenn Sie gerade eindeutig mehr gegessen haben, als Sie wollten. Eine gute Gelegenheit, um die Situation konkret zu analysieren.

Als Hilfsmittel stellen Sie sich bitte eine Zufriedenheitsskala von 0 bis 10 vor, wobei 0 für vollständig unzufrieden und 10 für absolut zufrieden steht.

- Wie zufrieden waren Sie heute mit Ihrem Tag, also den Umständen und Geschehnissen, die Sie erlebt haben? Welche Zahl auf der Zufriedenheitsskala würden Sie dem heutigen Tag geben?
- Wie zufrieden waren Sie heute mit sich selbst, mit Ihrem Verhalten, Ihrem Körper, Ihrem Denken und mit Ihren Gefühlen – Ihr Essverhalten ausgenommen? Welche Zahl auf der Skala würden Sie sich selbst hierfür geben?
- Welche Zahl auf der Zufriedenheitsskala würden Sie sich heute für Ihr Essverhalten geben?
- Könnte Ihr Essverhalten etwas mit dem Grad an Zufriedenheit zu tun haben, den Sie heute allgemein spüren?

Kleiner Kommentar zur Übung: Ich vermute, dass eine Unzufriedenheit mit Ihrem Tag oder mit sich selbst dazu führt, dass Sie in der Folge mehr essen. Wenn Sie nicht zufrieden mit sich selbst sind, sind Sie weniger selbstwirksam, und das wirkt sich möglicherweise auch auf Ihr Essverhalten aus.

Kapitel 5:
Was Mamas Busen mit Pudding zu tun hat und warum Essen beruhigt

Jetzt haben Sie mit mir zusammen schon eine ganz schöne Weg-strecke durchs Esslabyrinth zurückgelegt. Sie haben erkundet, wie sich über Erfahrungslernen Gewohnheiten bilden, von denen viele praktisch sind und Ihnen eine Menge Zeit sparen, einige aber leider nicht besonders vernünftig. Wenn Sie unerwünschte Essgewohnhei-ten durch neue ersetzen wollen, ist das schwierig, weil Ihre vertrauten Verhaltensweisen Sie verführen, immer wieder in alte Spurrillen zu-rückzurutschen. Gerade am Anfang der Umstellung auf ein neues Essverhalten brauchen Sie viel Energie und Geradlinigkeit. Hier hilft es Ihnen, wenn Sie möglichst selbstwirksam handeln. Selbstwirksam-keit eröffnet Ihnen die Fähigkeit, Ihr Essverhalten zu zähmen. Außer-dem bauen Sie Stolz auf sich selbst auf und die Art, wie Sie Ihr Essver-halten managen. Schließlich gestalten Sie nun Ihr Leben aktiv nach Ihrem eigenen Geschmack.

Aber auch, wenn Sie sehr selbstwirksam sind, brauchen Sie natür-lich Ideen, was Sie konkret tun können, um Ihr Essverhalten zu ver-bessern. Die ersten Kapitel haben Sie vorbereitet und einen Nähr-boden dafür gebildet. Sehen Sie sich jetzt im Detail an, wie ein aufgeräumtes Essverhalten für Sie persönlich aussehen kann und wie Sie tatsächlich dafür sorgen, dass Sie nicht essen, wenn Sie nicht hungrig sind.

Hilfloses Essverhalten bedeutet auf der körperlichen Ebene, dass wir unsere Körpersignale nicht wirklich wahrnehmen. Statt unseren Körper und unsere Wahrnehmungen zu respektieren, spulen wir einfach ein Programm ab, das andere uns vorgelebt haben und das weder zu unserer Persönlichkeit noch zu unserem Körper passt.

Wie bringen Sie Ihren Körper dazu, weniger Hunger zu haben und früher satt zu sein?

Wie sieht ein gutes und gesundes Essverhalten eigentlich aus? Klare Sache: Wir haben Hunger, also essen wir. Und wenn wir satt sind, hören wir mit dem Essen auf.

Sie essen, wenn Sie hungrig sind. Das heißt, Sie essen nur dann, wenn Ihr Magen Ihnen Hunger meldet. Sind Sie nicht hungrig, warten Sie noch ab, bis sich Hunger entwickelt. Sie schieben die Mahlzeit also so lange auf, bis Ihr Körper Ihnen signalisiert, dass er bereit ist, neue Nahrung zu verarbeiten. Sie essen, wenn Sie hungrig sind, heißt aber auch, dass Sie Ihren Hunger tatsächlich stillen, wenn Sie ihn deutlich spüren, und dass Sie nicht lange oder dauerhaft hungern. Sie nehmen den Hunger ernst und respektieren Ihr Körpersignal, statt es zu ignorieren.

Wenn Sie satt sind, hören Sie auf zu essen. Das heißt, Sie beenden die Mahlzeit, wenn Sie ein Sättigungssignal empfangen. Das Sättigungssignal kommt von Ihrem Körper und nicht als rationaler Entschluss aus Ihrem Kopf. Das heißt, nicht Ihr Ego bestimmt das Ende der Mahlzeit, sondern Ihr Körper. Ihr bewusster Verstand muss sich dem Körper unterordnen, das Sättigungsgefühl respektieren und danach handeln. Ihr Verstand hat dann die Aufgabe, die Botschaft des Signals «satt» umzusetzen: Sie beenden die Mahlzeit und lassen übrig, was Ihnen zu viel ist.

Um auf Hunger und Sättigung angemessen reagieren zu können, müssen Sie beides deutlich spüren und klar unterscheiden können. Aber nicht für jeden ist das so einfach. Es gibt ganz verschiedene Grade von Hungrigsein und Sattsein. Es kann Ihnen passieren, dass Sie eine Übersäuerung des Magens mit Hunger verwechseln oder dass Sie immer zu bestimmten Tageszeiten, an denen Sie normalerweise essen, hungrig werden. Auch dann, wenn Sie gerade erst etwas gegessen haben.

Ihr Körper ist ein Gewohnheitstier. Genau wie der Hund bei Pawlow lassen Ihre inneren Organe, Ihr Stoffwechsel und damit Ihr körperliches Gesamtsystem Gewohnheitsbildung zu. Ihr Magen lernt bei regelmäßigem Training, ein genaues Zeitgefühl zu entwickeln. Wenn Sie stets um Punkt zwölf Uhr Ihre Mittagsmahlzeit einnehmen, weil die Kantine dann gerade öffnet, dann meldet sich Ihr Verdauungsorgan auch im Urlaub just zu dieser Stunde mit Magenknurren und ruft Sie damit zur Nahrungsaufnahme.

Umgekehrt haben Sie sich vielleicht angewöhnt, tagsüber wenig oder gar nichts zu essen. Ungeachtet solcher Regeln, man solle doch morgens «wie ein König essen» kommen Sie damit wahrscheinlich hervorragend zurande – ohne Hungergefühle, ohne Schwäche und ohne unbeherrschbare Essgelüste. Sie nehmen Ihre Hauptmahlzeit dann abends zu sich. Das funktioniert, weil Ihr Körper sich an solch einen Essrhythmus anpasst.

Auch die Mengen, die Sie regelmäßig zu sich nehmen, hinterlassen eine körperliche Gewohnheit. Vielleicht kennen Sie den Trainingseffekt, den ein überbordendes All-inclusive-Buffet im Pauschalurlaub hinterlässt. Falls Sie sich während der zwei Urlaubswochen auf Kreta jeden Abend der Völlerei hingegeben haben sollten, bekommen Sie, zurück in Ihrem Alltag, abends einen Riesenhunger. Und dabei konnten Sie in den ersten Tagen auf Kreta lange nicht so viel essen, wie das Buffet hergab, denn Sie waren bis dato nur spärliche Mahlzeiten nach 19 Uhr gewöhnt. Ihr Verdauungssystem passt sich schnell an und kann sich nach einigen Tagen z. B. auf das Dreifache oder auch auf nur ein Drittel der gewohnten Menge einstellen. Sie sind auf «Ihre» übliche Menge an Nahrung pro Mahlzeit eingestellt, aber Sie können sich anpassen und umstellen und dann auf Dauer viel mehr oder auch weniger essen.

Wollen Sie Ihr Essverhalten umstellen, so ist selbstredend auch die körperliche Ebene Ihrer Gewohnheitswelt betroffen. Verschieben Sie Ihre Mittagsmahlzeit nach hinten, meldet sich Ihr Magen trotzdem Schlag zwölf mit einem fordernden Knurren. Essen Sie dagegen ausnahmsweise tagsüber, sind Sie in diesem Moment eigentlich nicht hungrig. Abends zur gewohnten Zeit fordert Ihr Verdauungssystem möglicherweise trotzdem seine abendliche Hauptfutterfuhr, als hätte es die vorherige Mahlzeit nie gegeben.

Stellen Sie Ihr Essverhalten um, dann kann dieser Effekt in Ihnen eine ganze Menge Stress erzeugen. Sie sind plötzlich damit befasst, Ihren Hunger zu spüren und auszuhalten. Je nach Gewohnheit kann dies ziemlich unangenehm werden, von leichten bis nagenden Magengefühlen bis hin zu Schwindel und Schwäche. Vielleicht taucht bei solch einer Gelegenheit der Gedanke auf, diese Begleiterscheinungen drohten Sie dauerhaft zu begleiten, wenn Sie standhaft an Ihrem neuen und bescheideneren Essverhalten festhalten wollten. Das sind keine ermutigenden Aussichten. Der erleichternde Gedanke drängt sich auf, Sie sollten vielleicht doch lieber zum alten Essverhalten zurückkehren, statt zu «hungern». Diesem Gedanken nachzugeben, hieße einknicken. Schon wären Ihr neues Essverhalten passé und Sie an Ihren körperlichen Gewohnheiten gescheitert. Wenn Sie dieses Problem kennen und so Ihre Versuche schon missglückt sind, gibt es eine gute Nachricht.

Auch Ihr Körper kann Gewohnheiten umlernen. Dabei ist er sogar so anpassungsfähig, dass er innerhalb von etwa zwei Wochen an neue Zeiten und Mengen gewöhnt ist. Die ersten Tage können hart sein. Hunger und Schwäche können sich vorübergehend einstellen, wenn Sie abrupt eine neue Essgewohnheit einführen. Das kann Sie tatsächlich viel Disziplin und Nerven kosten. Von meinen Klientinnen weiß ich aber, dass diese Umstellungsphase selten länger als fünf Tage dauert. Fünf Tage sind eine kurze Zeit, danach zeichnet sich bereits ab, dass Ihr Körper gnädiger wird und sich schon etwas angepasst hat. Doch längst nicht bei jedem Menschen geht diese körperliche Umstellungsphase mit solch starken Empfindungen einher. Die meisten erzählen, dass der Hunger kommt, nagt und nach einer erträglichen Dauer von zehn Minuten oder einer halben Stunde auch wieder geht. Danach haben Sie meist mehrere Stunden Ruhe, bevor sich dann tatsächlich eine Unterzuckerung einstellt. Hätten Sie es gerne sanfter, kein Problem: Sie können diese körperliche Umgewöhnung auch ganz langsam und allmählich herbeiführen.

Übrigens ist auch Unterzuckerung eine Übungssache auf körperlicher Ebene. Wir sind eigentlich alle imstande, mehrere Tage bis Wochen zu fasten. Ich sage nicht, dass Sie das unbedingt tun sollen. Ich mache Sie nur darauf aufmerksam, dass dieses Stoffwechselprogramm in Ihrem Körper angelegt ist, um in Zeiten von Nahrungsmangel Ihr Überleben zu sichern. Wenn Ihr Körper das Umschalten in kurze Fastenphasen, wie es ja z.B. auch ganz natürlich während unserer Nachtruhe geschieht, gut geübt hat, reagiert er auch bei längeren Esspausen nicht mehr mit Unterzuckerung. Dies gilt sogar dann, wenn Sie sich körperlich anstrengen – allerdings nur, solange Sie sich gewohnte Anstrengungen abfordern. Und solange Sie Ihren Körper nicht unmittelbar vor solch einer Fastenphase ausgiebig mit Zucker bombardieren, denn dann folgt auf die durch den Zucker ausgelöste überschießende Insulinreaktion später eine starke Unterzuckerung.

Unsere Eltern bringen uns nicht nur bei, wann wir essen und welche Speisen es zu welcher Tageszeit gibt. Leider geben sie uns mitunter auch unvernünftige Regeln mit auf den Weg. Wenn Übereessen in Ihrer Familie normal war, haben Sie als Kind gelernt, Ihren Sättigungspunkt immer zu übergehen. Ihr Verdauungssystem ist dann darauf eingerichtet, größere Mengen an Nahrung zu verdauen, als Ihr Körper sie eigentlich bräuchte. Wenn Sie dann tatsächlich mal bei den ersten Anzeichen von Sättigung die Mahlzeit beenden, dann fehlt Ihnen zu Anfang etwas, weil Sie gewohnt sind, viel mehr zu essen.

Können Sie verschiedene Arten von Hungergefühl unterscheiden? Ich beschreibe im Folgenden unterschiedliche Abstufungen von Hunger- und Sättigungsgefühlen, die ich bei mir persönlich erkennen kann. Ihre Abstufungen sehen möglicherweise anders aus. Ich möchte Sie dazu veranlassen, Ihre unterschiedlichen Hunger- und Sättigungsgefühle einmal deutlich wahrzunehmen und zu benennen.

Da gibt es den angedeuteten Vorhunger, der in etwa anzeigt, dass mein Magen demnächst leer und wieder aufnahmebereit sein wird. Dieser Vorhunger lässt mich erahnen, Essen sollte in einer halben Stunde zum Thema werden. Im Moment bin ich allerdings noch nicht wirklich hungrig, obwohl auch nicht mehr richtig gesättigt. Ich befinde mich in einem Stadium zwischen satt und hungrig.

Der leichte Hunger teilt mir mit, dass mein Magen leer ist. Ich könnte etwas essen, muss aber nicht. Bei leichtem Hunger kann ich noch recht locker und entspannt bleiben.

Schon etwas fordernder ist der normale Hunger. Der sagt klar: «Ich will jetzt essen.» Der normale Hunger ist das richtige Signal zum Essen. Mein Körper ist bereit für die Nahrungsaufnahme und hatte davor wirklich ausreichend Zeit, alles andere zu verdauen, zu verwerten und für die Entsorgung auszusortieren. Wenn ich jetzt die für mich richtige Menge esse, dann kann mein Magen alles gut verarbeiten, und die weitere Verdauung läuft problemlos ab.

Entscheide ich mich dafür, jetzt nicht zu essen, kann es gut sein, dass der normale Hunger nach einer halben oder ganzen Stunde wieder verschwindet. Mein Körper zeigt mir zwar mit seinem Hungersignal an, dass er zur Essensaufnahme bereit ist, aber er hat in Sachen Energie und Vitalstoffe noch jede Menge Spielraum und ist nicht dringend auf Nahrungszufuhr angewiesen. Wenn ich meinen Magen nicht füttere, dann stellt er seine Arbeit möglicherweise auf Stand-by. Er pfeift sozusagen die Verdauungssäfte zurück, weil er ihre Produktion für unnötige Energieverschwendung hält, da ich offenbar nichts zu essen liefere. Damit verschwindet auch mein Hungergefühl.

Der richtige Hunger, den ich für mich Bärenhunger nenne, macht unmissverständlich klar, dass ich meinem Körper jetzt dringend Brennstoff liefern sollte. Bei richtigem Hunger bin ich absolut sicher, dass ich dieses Signal nicht überhören könnte, selbst wenn ich in eine wichtige Beschäftigung vertieft wäre. Kommen jetzt keine Kalorien von außen, ist der Körper gezwungen, seinen Stoffwechselprozess umzustellen und seine Vorräte anzugreifen. Obwohl der Bärenhunger ziemlich heftig und bärbeißig werden kann, kann auch er sich wieder zurückziehen, wenn ich nicht auf ihn eingehe.

Unser Körper kann seinen Stoffwechsel sehr flexibel anpassen. Essen wir bei Hunger nicht, zehrt er zuerst aus den Energievorräten in unseren körperlichen Zwischenspeichern, den Muskeln, bevor er dann aufs Eingemachte zugreift – unsere Fettreserven. Dann verschwindet das Hungergefühl wieder. Für gesunde Menschen ist diese Umstellung eigentlich kein Problem. Wir können wochenlang fasten, ohne zu sterben. Das hat unsere Spezies oft schon vor dem Verhungern bewahrt. Wir können uns klarmachen: Hunger, selbst wenn es ein Bärenhunger sein sollte, bringt uns definitiv nicht um.

Wenn Sie Ihren Hunger für längere Zeit ignorieren, stellt der Stoffwechsel sich auf den Fastenmodus um. Wenn Sie öfter für längere Zeit nichts essen, trainiert Ihr Körper diese Stoffwechselumstellung und schaltet sehr schnell um. Je nach Tagesform, momentaner Körperbelastung, Trainingszustand und Zusammensetzung der letzten

Mahlzeit kann es Ihnen allerdings passieren, dass Sie in eine Unterzuckerung rutschen. Das merken Sie dann an zittrigen Beinen, Schwindel und Schwächegefühl. Sogar leichte Übelkeit kann sich zeigen. Leistung können Sie in diesem Zustand dann keine erbringen, so lange nicht, bis Ihr Körper sich entweder auf Fettverbrennung umgestellt hat oder Sie wieder Kalorien von außen zugeführt haben.

Vielleicht kommt Ihnen so manche der hier vorgestellten Hungerarten bekannt vor oder ist Ihnen sogar wohlvertraut. Mir geht es hier darum, dass Sie erlernen, die verschiedenen Hungergefühle in sich zu erkennen und zu unterscheiden. Birgit, eine Frau aus meinen Kursen, erzählte mir verblüfft, dass sie schon seit Jahren kein Hungergefühl mehr gespürt habe. Sie würde eigentlich immer schon essen, bevor sie hungrig sei.

Wann haben Sie das letzte Mal ein deutliches Hungergefühl verspürt? Ich möchte Sie dazu anregen, Ihren Hunger in all seinen verschiedenen Erscheinungsformen zu erkunden. Das heißt nicht, dass Sie stundenlang hungern sollen. Nachdem Sie Ihren Hunger gefühlt haben, können Sie ihn gerne stillen. Aber auf diese Weise gibt Ihnen Ihr Körper eine wichtige Rückmeldung über das, was er braucht oder nicht braucht. Dazu sind Körpersignale ja schließlich da. Hunger heißt nicht, dass Sie schlimmen Mangel leiden. Sie müssen Hunger nicht um jeden Preis vermeiden. Hunger gehört einfach zum Leben dazu, genauso wie satt sein. Und Hunger stellt sicher, dass Ihr Körper genügend Zeit hat, seine Verdauungsarbeit zu leisten. Zivilisationskrankheiten wären viel seltener, wenn wir alle auf unseren Hunger warten würden, bevor wir die nächste Mahlzeit zu uns nehmen. Hunger ist also etwas sehr Gutes.

Hunger ermöglicht es Ihnen zudem, wieder Zugang zu den Körpersignalen zu erhalten, die Ihnen «stopp» zurufen, sobald Sie genugend gegessen haben. Wenn Sie sich ständig leicht überessen, also immer über Ihren Sättigungspunkt hinaus weiteressen, spüren Sie möglicherweise gar nicht mehr, wann Sie ausreichend satt sind. Lassen Sie sich zwischendurch mal auf eine kleine Hungerphase von einer halben Stunde ein, wird Ihnen das helfen, wieder klarer zu spüren, wann Sie genug gegessen haben. Und wenn Sie diesen Stopp-Punkt wieder spüren, können Sie sich entschließen, in diesem Moment mit dem Essen aufzuhören.

Auch die Sättigung zeigt sich in fein unterscheidbaren Abstufungen. Es gibt sie in einer Ausformung, die gerade so weit reicht, dass ich kein Hungergefühl mehr spüre. Im Prinzip ist dieses Sattsein die eine Seite der Medaille, auf deren anderer wir den Vorhunger finden (ich weiß, in einer halben Stunde werde ich hungrig sein, aber im Moment bin ich es gerade noch nicht). Es ist die Abwesenheit beider Körpersignale: Ich habe weder Hunger, noch spüre ich Sättigung.

Als nächste Abstufung kommt schon das angenehme Gesättigtsein, wie ich es fühle, wenn ich meinen Stopp-Punkt respektiert habe. Ich bin satt, alle Speisen haben gut Platz im Magen, ich werde einige Zeit Ruhe vor dem nächsten Hunger haben. Das ist die beste Art des Sattseins, nichts belastet mich oder meinen Körper. Nichts liegt mir im Magen und ich bleibe wach und beweglich.

Die dann noch stärkere Stufe der Sättigung wäre das «richtig satt sein». Hier bleibt kein Zweifel, mein Magen ist voll. Ich bin sicher, dass ich für körperliche Maßstäbe genug gegessen habe und dass ich jetzt erst einmal eine längere Zeit Pause vor der nächsten Mahlzeit brauche. Vielleicht fühle ich mich etwas schwer oder müde. Richtig satt sein ist an der Grenze zu einem unangenehmen Gefühl, es ist gerade noch in Ordnung, richtig satt zu sein.

Nicht mehr in Ordnung fühlt es sich an, wenn ich mich überessen habe. Der Magen ist überfüllt, den Knopf am Bund muss ich öffnen. Der Bauch schmerzt bereits, die Verdauung ist klar überfordert. Eigentlich würde ich mich jetzt gerne aufs Sofa zurückziehen. Ist das Überessen besonders schlimm ausgefallen, geht es mir richtig schlecht. Ich leide unter Schmerzen im Magen, einem aufgetriebenen Bauch, Übelkeit und der Gewissheit, dass dieser Zustand jetzt für mehrere Stunden, vielleicht bis zum nächsten Tag anhält. Als Sahnehäubchen kommt mein schlechtes Gewissen dazu, dass ich mich so sehr habe gehen lassen und ich so gierig war.

Diesen Zustand kennen keineswegs nur essgestörte Frauen. Diese Völlereien, in der Fachsprache «Binge» genannt, passieren auch vielen ganz normal essenden Frauen und Männern von Zeit zu Zeit. Auf einen Binge folgen dann wieder lange Phasen unauffälligen Essverhaltens.

Ob satt oder hungrig – Ihre Körpersignale geben Ihnen Rückmeldung darüber, wie leer oder voll Ihr Magen ist und wie viel Blutzucker gerade in Ihren Adern unterwegs ist. Was Sie aber mit dieser Rückmeldung anfangen, diese Entscheidung liegt bei Ihnen. Und hier kommt wieder das Erfahrungslernen ins Spiel. Sie erinnern sich: Aus Erfahrung zu lernen, heißt, dass Sie durch Ausprobieren lernen und nicht per Verstand die bestmögliche Handlungsweise herausarbeiten.

Ihre Körpersignale zeigen sich in sehr feinen Abstufungen und mit manchmal fast unmerklichen Zeichen. Das gibt Ihnen die Möglichkeit in die Hand, feinfühlig Informationen aufzunehmen und behutsam darauf zu reagieren. Erste Anzeichen der Sättigung geben Ihnen die Freiheit, Messer und Gabel aus der Hand zu legen und so sicherzustellen, dass Sie rechtzeitig die Nahrungsaufnahme stoppen. Sie können das leise «Stopp» aber auch ausblenden, es überhören und munter weiterfuttern. Sie können abwarten, bis Ihr Hunger klar und unmissverständlich seine Rechte geltend macht, oder um jede Andeutung von Hunger einen weiten Bogen machen und vorbeugend schon dann, wenn Sie noch mitten im Verdauen sind, die nächste Mahlzeit nachschieben. Dass Sie Ihre Körpersignale spüren, heißt also noch nicht, dass Sie auch angemessen darauf reagieren.

Wie Sie auf Ihre Signale von Hunger und Sättigung reagieren, haben Sie durch Erfahrung gelernt. Wenn Sie in einer Familie aufgewachsen sind, in der ein Glaubensbekenntnis lautete «Lieber den Magen verrenkt, als dem Wirt was geschenkt», dann können Sie fast sicher sein, dass es in Ihrer Familie auch normal war, Sättigungssignale zu übergehen.

In manchen Familien werden Kinder nicht dazu ermutigt, auf ihre eigenen Gefühle zu achten und diese ernst zu nehmen, geschweige denn mitzuteilen, dass sie etwas unangenehm finden oder ablehnen. In solch einem Umfeld, das ansonsten durchaus behütend und liebevoll sein kann, ist es für das Kind dann auch schwierig, die eigenen Körpersignale klar zu empfinden und richtig auszulegen. Auf das Essverhalten kann sich das negativ auswirken: Das Kind isst, wie es in der Familie erwünscht ist, aber nicht, wie es für das Kind stimmig wäre.

Cora musste zwar nie unbedingt aufessen, was sie auf dem Teller hatte, aber den Kommentar «Da waren deine Augen mal wieder größer als dein Mund» bekam sie oft zu hören, wenn sie den Teller wegschob, obwohl noch zwei Kartoffeln draufflagen. Auch ohne strikten Zwang hatte sie sich deshalb antrainiert, um der Harmonie willen aufzuessen, zumal es meist nur wenige Bissen waren, die sie noch schlucken musste. Dadurch hat sie allerdings über die Jahre auch ihr Gefühl dafür verloren, wann sie satt ist. Wenn sie heute als Erwachsene von ihrer Mahlzeit aufsteht, merkt sie, dass sie zu viel gegessen hat, denn ihr Magen ist schon etwas überdehnt. Ihr Stopp-Punkt davor aber entgeht ihr einfach regelmäßig.

Da Coras Mutter das Essen zu festen Zeiten auf den Tisch brachte, hat das Kind sich angewöhnt, auch dann zu essen, wenn es eigentlich noch satt war. Da Cora gerne in Gesellschaft von anderen isst, nimmt sie jede Gelegenheit wahr, sich an den Tisch zu setzen und mitzuessen. Dabei vergisst sie regelrecht zu spüren, ob sie hungrig ist. Sie isst einfach immer dann, wenn andere auch essen. Daher hat sie wenig Erfahrung mit ihrem eigenen Hungergefühl. Sie stellt vor und während des Essens keinen Kontakt zu ihrem Körper her, um zu checken, was sie gerade bräuchte. Stattdessen folgt sie einfach ihrer Gewohnheit und isst, sobald andere essen.

Wie Ihr Körper Sie dabei unterstützt, selbstbestimmt zu essen

Welcher also ist der richtige Zeitpunkt, um zu essen, und welcher, um damit aufzuhören? Der Hunger gibt Ihnen das Signal, dass Sie bereit sind für eine nächste Mahlzeit. Immer wenn Sie ganz sicher sind, dass Sie Hunger haben und sich nicht noch in einem Vorstadium dazu befinden, dann sind Sie ausreichend hungrig. Sind Sie unsicher, ob Sie bereits wirklich hungrig sind, dann warten Sie eine Viertelstunde ab. In dieser Zeit geben Sie Ihrem Hunger Gelegenheit, sich zu verändern, deutlicher zu werden oder sich wieder zu beruhigen, sollte es doch ein Fehlalarm gewesen sein. Ist der Hunger stärker geworden, dann können Sie sicher sein, dass jetzt der richtige Zeitpunkt fürs Essen ist.

Aufhören ist für viele von uns wahrscheinlich die anspruchsvollere Übung. Wenn Sie vom Tisch aufstehen und nach fünf Minuten nicht das Gefühl haben, dass Ihr Magen überdehnt ist, dann haben Sie rechtzeitig mit dem Essen aufgehört. Unser Sättigungsgefühl setzt leider etwas zeitversetzt ein. Hören Sie also auf, sobald sich der Magen leicht zu dehnen beginnt, dann fühlt sich das in diesem Moment vielleicht noch genau richtig an. Aber Ihr Mageninhalt quillt noch nach, und dann stellt sich heraus, dass Sie doch etwas zu viel gegessen haben. Am besten ist es also aufzuhören, bevor Sie ein eindeutiges «Satt» als Meldung erhalten haben. Aber wie soll dieses Signal vor dem «Satt» denn aussehen?

Es gibt einen Punkt kurz vor einem gänzlich gefüllten Magen, der Ihnen das Stoppsignal rechtzeitig meldet. Möglicherweise ist dies gar kein eindeutig körperliches Zeichen, sondern eine Wahrnehmung. Sie schiebt sich in Ihr Bewusstsein wie ein kleiner geistiger Schluckauf oder eine kleine Unebenheit in Ihrer Aufmerksamkeit.

Bei meiner Klientin Simone taucht als persönliches Stoppsignal während des Essens plötzlich folgende Frage auf: «Was mache ich hier eigentlich?» Die ganze Zeit hat sie überhaupt nicht darüber nachgedacht, was sie da tut – sie isst einfach. Aber dann taucht unvermittelt diese Frage in ihr auf. Plötzlich wundert sie sich darüber, dass sie gerade isst. Wenn sie in diesem Moment die Mahlzeit beendet, hat sie ihren persönlichen Sättigungspunkt perfekt erwischt. Ihrem Körper wird es anschließend gut gehen. Diese kleine Wahrnehmungsveränderung macht recht leise auf sich aufmerksam. Anfangs konnte sie ihren Sättigungspunkt nur dann rechtzeitig erspüren, wenn sie alleine und in Ruhe gegessen hatte. Sobald sie durch die Gesellschaft von Freunden, durch Fernsehen oder Lesen abgelenkt war, überhörte sie das Signal. Mittlerweile und mit einiger Übung kann sie diese Grenze, die sie vor dem Überessen schützt, aber auch dann klar wahrnehmen, wenn um sie herum Trubel herrscht.

Ein selbstwirksames Essverhalten sieht so aus, dass Sie darauf achten, wann Sie wirklich hungrig sind, und sofort zu essen aufhören, sobald Sie das erste leichte Sättigungsgefühl verspüren. Einfach etwas zu sich zu nehmen, nur weil Essenszeit oder weil gerade etwas Essbares verfügbar ist: Dieses Verhalten können Sie getrost aufgeben.

Wenn Sie damit aufhören, über Ihren Sättigungspunkt hinaus zu essen, und wenn Sie Ihre Mahlzeiten so lange nach hinten schieben, bis Ihr Hunger sich eindeutig bewiesen hat, dann wird Sie das vielleicht anfangs noch irritieren. Wenn Sie üben, mit dem Essen bis zum eindeutigen Hunger zu warten, und damit aufhören, sobald Sie das erste Stoppsignal spüren, dann essen Sie selbstverständlich weniger.

Und wenn Sie über einen gewissen Zeitraum weniger essen, dann wird sich Ihr Körper auf die weniger häufigen und mengenmäßig weniger gehaltvollen Mahlzeiten einstellen. Sie werden damit völlig ausreichend satt werden und ganz wunderbar über den Tag kommen.

Ihre Körpersignale helfen Ihnen dabei, Ihr Essverhalten sicher zu steuern und Ihrem Organismus alle notwendigen Nährstoffe zuzuführen. Zu Beginn braucht es möglicherweise etwas Zeit, bis sich Ihre Signale eingependelt haben und Sie richtig deuten können, in welchem Hunger- oder Sättigungsstadium Sie sich gerade befinden. Aber schon bald werden Ihre Körpersignale zu zuverlässigen Anzeigern dafür, ob Sie essen oder nicht essen sollten.

Wie können Sie sich auch ohne Essen beruhigen?

Hunger, Appetit und Esslust sind absolut nicht dasselbe. Hunger ist immer eine rein körperliche Empfindung, die sich allerdings recht komplex zusammensetzt. Eine Reihe körpereigener Botenstoffe und Hormone sind an der Entstehung des Hungergefühls beteiligt[9]. Appetit und Esslust dagegen sind Erscheinungen, die sich aus der Kombination nicht nur körperlicher, sondern auch geistiger und seelischer Einflüsse speisen.

Es kann verdammt schwierig sein, Appetit, Esslust und Hunger zu unterscheiden. Wenn Sie gelernt haben, Ihre Körpersignale falsch zu deuten, verwechseln Sie Hunger mit anderen Gefühlszuständen. Um auf Hunger und Sättigung angemessen reagieren zu können, müssen Sie beides deutlich spüren und klar von anderen Empfindungen unterscheiden können.

Starke Erregung, etwa Ärger, Stress, Angst, aber auch Freude, kann für Sie ein Auslöser sein. Die Aufregung erzeugt jede Menge Bauchgefühle, und dieser Aufruhr in Ihrem Körper fühlt sich für Sie vielleicht wie Hunger an – sofern Sie nicht gelernt haben, die Feinheiten klar zu unter-

---

9 Wenn Sie wissen wollen, wie Hunger und Sättigung genau gesteuert werden, empfehle ich Ihnen folgendes Buch: Hermanussen, M.; Gonder, U.: Der Gefräßigmacher. Wie uns Glutamat zu Kopfe steigt und warum wir immer dicker werden. Stuttgart: Hirzel Verlag, 3. Auflage 2011

scheiden. Sie haben den Eindruck, Sie bräuchten dringend und sofort etwas zu essen. Möglicherweise nehmen Sie gar nicht bewusst wahr, dass Sie aufgewühlt statt hungrig sind. Ihr Reiz-Reaktions-Schema läuft ganz automatisch ab. Bei Aufregung und Stress zu essen, ist eine konditionierte Reaktion, die den Zweck hat, Sie zu beruhigen. Sie können lernen, diese aufgeregten Bauchgefühle von echtem Hunger zu unterscheiden. Und dann ist es Ihnen möglich, diese Aufregung angemessen zu beantworten, indem Sie sich beruhigen – ohne eine einzige Kalorie.

Auffällig ist, dass viele Menschen am Abend ihre größte Mahlzeit zu sich nehmen. Das hat verschiedene Gründe: Sie haben Zeit und ungestörte Ruhe, um in angenehmer, selbstbestimmter Umgebung zu essen (anders als während der Arbeit oder wenn die Kinder jeden Moment Aufmerksamkeit brauchen könnten). Das große Essen am Abend stellt die Belohnung und Entschädigung dar für die vielen kleinen Lasten, die sie den Tag über ertragen, und für all die Bedürfnisse, die sie aufgeschoben haben, um zu funktionieren.

So wie das Essen keine Belohnung oder Entschädigung für die Unbilden unseres Alltags darstellen sollte, ist es auch kein adäquates Beruhigungsmittel. Möglicherweise machen Sie es dazu, um einen hohen Erregungspegel während des Tages schnell und deutlich herunterzudrehen (auch Alkohol ist hier ein verbreiteter, aber problematischer Helfer). Vielleicht haben Sie schon als Kind gelernt, sich mit Essen zu beruhigen. Solange Sie die Mengen dabei im Griff haben, ist das auch unproblematisch. Wenn Sie aber regelmäßig nach einer solchen Mahlzeit erleben, dass Sie zu viel gegessen haben, dann ist das ein deutlicher Hinweis: Ihr körperliches Bedürfnis nach Beruhigung hat sich quasi verselbstständigt und benutzt die Nahrungsaufnahme nicht zum Sattwerden, sondern zum Herunterfahren Ihres erregten Systems. Wenn Sie Ihre Mahlzeit so erleben, als hätte sich ein automatisches Programm in Ihnen abgespult und als seien Sie danach wie aus einer Trance erwacht, nur um festzustellen, dass Sie zu viel gegessen haben: Das ist ein deutliches Zeichen, dass Sie nur aus Erregung zum Kühlschrank gelaufen sind.

Hier verrate ich Ihnen ein gutes Gegenmittel, wie Sie in Zukunft nicht mehr auf diese alte Gewohnheit zurückgreifen müssen, mittels Essen zu entspannen. Durch zehn bis zwanzig Minuten, die Sie liegend und in völliger Ruhe verbringen, bringen Sie Ihren Stresspegel deutlich nach unten. Hinlegen und Augen zu – einfach abwarten, bis Sie von selbst etwas ruhiger werden. Sie müssen keine Handlung setzen, um sich möglichst schnell zu entspannen. Lassen Sie einfach los, so gut es eben geht.

Wenn Sie mehr der Bewegungstyp sind, dann marschieren Sie einfach los und umrunden so lange Häuserblocks und Parks, bis Sie sich ruhiggelaufen haben und wieder bei sich angekommen sind.

Jeder Entspannungsvorgang dauert seine eigene Zeit. Wie schnell Sie entspannen, hängt einfach davon ab, wie viel Energie Sie gerade haben und wie es Ihnen emotional geht. Manche Menschen beruhigen sich recht schnell, vor allem wenn sie darin trainiert sind. Aber manchmal lässt die Entspannung auf sich warten. Der Prozess lässt sich nicht beschleunigen – wenn Sie sich anstrengen, um schneller ruhig zu werden, erreichen Sie genau das Gegenteil. Sie sollten sich also wirklich eine gewisse Zeit zugestehen, dann funktioniert der Vorgang erstaunlich zuverlässig.

Es gibt viele Entspannungsmethoden, auf die Sie zurückgreifen könnten: Progressive Muskel-Relaxation nach Jacobson, autogenes Training, die unterschiedlichsten Meditationsformen, den «Body Scan» aus dem Achtsamkeitstraining. Aber ich will hier keine unnötige Schwelle aufbauen, im Gegenteil: Sie müssen nicht erst eine dieser Methoden erlernen, Sie können sich einfach hinlegen und einige Minuten entspannen – ganz altmodisch und ganz ohne Methode.

Stehen schon die nächsten Ansprüche an Sie vor der Tür, sind fünf Minuten immer noch besser als gar keine Auszeit. Handeln Sie mit Kindern, anderen Familienangehörigen und sonstigen Lebewesen, die Ihrer Aufmerksamkeit bedürfen, diese Pause aus, damit Sie zu sich kommen können.

Möglicherweise fühlt es sich am Anfang regelrecht unangenehm an, in den Abschaltmodus zu gehen: Vielleicht kommt eine Flut an unverarbeiteten Bildern und Gesprächsfetzen des Tages in Ihnen hoch, die mit Ihnen Karussell fahren. Auch eine Unzahl an körperlichen Empfindungen wie Schwindel, Jucken, Zucken in den Beinen oder ein Rauschen in den Ohren können sich melden. All das ist völlig in Ordnung. Sie müssen gar nichts dagegen tun – das vergeht von selbst, einfach indem Sie Ihre Ruhezeit verstreichen lassen. Sie können das ganze Theater Ihrer Empfindungen einfach durch sich hindurchziehen lassen, so als würden Sie dramatische Wolkenungetüme beim Vorbeiziehen beobachten. Ihre Erregung wird von allein abebben. Und ebenso wird langsam, aber sicher die Ruhe ganz von selbst zu Ihnen kommen.

Nach dieser Auszeit sind Sie wahrscheinlich immerhin so ruhig, dass Sie achtsamer werden und weniger dazu neigen, sich zu überessen. Sie werden langsamer essen und bewusster wahrnehmen, was Sie zu sich nehmen und wann Sie in den Bereich der Sättigung gelangen. So schaffen Sie es leichter, rechtzeitig aufzuhören. Eine Auszeit vor jeder Mahlzeit, vor allem aber vor der letzten des Tages, ist eine gute Angewohnheit, um sich beim Essen besser zu spüren und rechtzeitig aufhören zu können.

Wie kommen Sie eigentlich auf die Idee, bei Erregung zu essen? Hat Ihnen das jemand vorgelebt – oder gibt es da noch eine andere Quelle für diese Verwechslung von Stress und Hunger?

Wie ein Baby gefüttert wird, erweist sich als Schlüsselsituation für das spätere Essverhalten. Der Vorgang verbindet Essen, Beruhigung und Wohlsein miteinander und prägt ein Kind für das spätere Leben deutlich. Babys spüren ihren Körper, ihre Gefühle oder Umgebungsreize, ohne zu begreifen, was sie da empfinden. Aber sie merken genau, ob sich etwas gut oder schlecht anfühlt. Gründe für Unwohlsein gibt es viele für ein Baby. Vielleicht ist es müde, es ist ihm zu warm oder zu kalt, vielleicht hat es Schmerzen oder etwas drückt, es langweilt sich oder es fühlt sich einsam. Natürlich löst auch Hunger Unwohlsein aus. Aber ein Baby analysiert nicht die Ursache für sein Befinden. Es steht unter Stress und deshalb schreit es, auf dass jemand kommen und sein Unwohlsein beenden möge.

Wenn es gut für das Baby läuft, und glücklicherweise ist das oft der Fall, kommt die Mutter und versucht den Grund für das Unwohlsein herauszufinden und zu beheben. Auf Ihrer Checkliste stehen ein paar wenige Gründe ganz oben: eine volle Windel, Müdigkeit, Überreiztheit, Hunger … Der naheliegendste Verdacht ist Hunger, denn das Baby muss im Abstand von wenigen Stunden Nahrung zu sich nehmen. Je nachdem, wie gut sich die Mutter einfühlt, kann sie den richtigen Grund herausfinden und dem Baby die entsprechende Erleichterung verschaffen.

Kommt die Mutter zu dem Schluss, dass Hunger wahrscheinlich ist, dann füttert sie das Baby. Wenn sie stillt, heißt das, sie nimmt das Baby hoch, wahrscheinlich mit beruhigenden Worten, entblößt den ausgewählten Busen und legt das Kind in ihrem Arm so zurecht, dass es an der Brust saugen kann. Auch wenn das Kind die Flasche bekommt, liegt das Baby meist im Arm und trinkt so. Das Baby erlebt zwei Dinge gleichzeitig: Es trinkt und es erlebt völlige Nähe und Verschmelzung mit der Mutter. Sobald das Baby Nahrung aufnimmt, verschwindet der Stress, den es kurz zuvor noch gefühlt hat. Es beruhigt sich und fühlt sich wieder wohl.

Als Baby verbinden wir also Essen mit Geborgenheit, Nähe und Wohlgefühl, weil unsere Mutter uns zum Stillen oder für die Flasche in den Arm nimmt. Waren wir vorher hungrig und dadurch gestresst, dann werden wir jetzt satt und entspannen uns. War Hunger gar nicht der Auslöser für unseren Stress, sondern das Bedürfnis nach Nähe und Geborgenheit, lässt die Anspannung beim Stillen ebenfalls nach, denn unsere Bezugsperson befriedigt ja unseren Wunsch nach Nähe. Wir unterscheiden als Säugling nicht, ob unser Wohlsein durch das Essen oder die Nähe unserer Mutter verursacht wird. Weil wir nicht unterscheiden, bringen wir drei Dinge in einen Zusammenhang, nämlich Essen, Geborgenheit und Entspannung.

Interessant ist hier auch, dass menschliche Muttermilch relativ süß schmeckt. Ebenso ist es bei Fruchtwasser, dessen Geschmack Ungeborene wahrnehmen können. Das süße Aroma ist ihnen daher schon sehr früh vertraut und immer mit Geborgenheit verbunden. Das erklärt, warum süße Nahrungsmittel besonders viel Anziehungskraft auf Sie haben können, wenn Sie sich nach Nähe, Entspannung und Wohlsein sehnen.

Wenn Sie also das nächste Mal den Vanillepudding in sich hineinlöffeln wollen oder die Pralinen auspacken, erinnern Sie sich daran: Als Baby an Mamas Busen haben Sie die Kopplung von Süß und Wohlsein erlernt. Denken Sie drei Sekunden darüber nach, ob es für Sie auch ohne Vanillepudding einen Weg geben könnte, sich entspannt und wohl zu fühlen.

Die frühe Kombination aus Essen und zärtlicher Nähe birgt zwei Lerneffekte. Das Kind erfährt am eigenen Leib, dass Essen beruhigt. Auf der emotionalen Ebene wiederum lernt das Kind, dass Nahrung mit Aufmerksamkeit verbunden ist und dass diese Aufmerksamkeit gut tut und glücklich macht. Dabei lassen sich zwei Prozessebenen unterscheiden. Hat das Kind tatsächlich Hunger und bekommt daraufhin zu essen, läuft ein rein körperlicher Beruhigungsprozess ab, der seinen Hungerstress beendet. Parallel dazu spielt sich eine zweite Reaktion auf der Gefühlsebene ab. Das Kind erlebt Nähe, weil das Füttern wohltuenden Körperkontakt bedingt.

Wenn die Mutter nicht immer und ausschließlich mit Füttern auf das Schreien des Babys reagiert, wenn sie das Kind auch liebkost und ihm Aufmerksamkeit in anderen Situationen schenkt, dann koppelt das Kind Wohlbefinden und Nähe nicht automatisch mit Essen. Es lernt stattdessen, dass es Geborgenheit und Aufmerksamkeit auch in Situationen erfahren kann, die mit Nahrungsaufnahme nichts zu tun haben.

Später als Erwachsener kann dieser Mensch dann gut unterscheiden, ob er Hunger hat oder Kontakt zu anderen Menschen sucht. Für diese Person ist Essen kein Ersatz für Nähe. Wenn sie zwischenmenschlichen Kontakt sucht, wird sie sich um diesen bemühen, anstatt zu essen. Sie kann Essen und Nähe voneinander unterscheiden.

Aber was ist, wenn das Baby ausschließlich dann körperliche Nähe erfährt, solange es trinkt? Was, wenn das Kind feststellt, dass es wieder abgelegt wird, sobald es aufgehört hat zu trinken? Dann lernt das Kind, dass es für Berührung mit einem bestimmten Verhalten bezahlen muss. Es muss essen, obwohl es satt ist, denn sonst wird es zurück ins Bettchen gelegt und erfährt nicht die von ihm so ersehnten Berührungen. Das Zusammenspiel von Sättigungsgefühl und Beenden der Mahlzeit wird gestört. Solche Kinder haben später als Erwachsene oft ein Problem damit, festzustellen, ob sie hungrig sind. Sie haben wenig Bezug zu Hunger- und Sättigungsgefühlen. Sie können daher nur schlecht feststellen, ob sie Essen brauchen, um ihren Hunger zu stillen, oder ob es Geborgenheit ist, wonach es sie hungert. Sie wurden ja systematisch darauf trainiert zu essen, obwohl sie nicht hungrig waren.

Sind wir dem Säuglingsalter entwachsen, steht uns leider nicht immer jemand zur Verfügung, der unser Bedürfnis nach Geborgenheit, Wohlsein und Nähe erfüllt. Um das Verlangen dennoch zu befriedigen, sinnen wir auf Abhilfe. Irgendwo versteckt in unserem Hinterstübchen erinnern wir uns, dass wir oft so schöne Gefühle erlebt haben, wenn wir etwas gegessen haben. Wir sind auf das Wohlwollen eines anderen Menschen angewiesen, wenn wir Kontakt und Zärtlichkeit wollen. Nahrungsmittel hingegen können wir uns schon relativ früh selber verschaffen. Wenn wir an Essen leichter herankommen als an Nähe, dann wird Essen zu unserer Ersatzbefriedigung. Wir wollen Nähe und essen stattdessen. Das Essen weckt eine vage Erinnerung daran, dass sich Nähe schön anfühlt, und wir können uns zumindest etwas entspannen.

Wenn Sie Stress haben, fühlen Sie sich unwohl. Sogar positiver, stimulierender Stress, sogenannter Eustress, kann ein Zuviel der Anspannung mit sich bringen. Nach einiger Zeit in diesem Zustand streben Sie wahrscheinlich danach, in die Entspannung zu wechseln. Sie wollen aus der Stresszone heraus und lieber zurück in ein ruhigeres Fahrwasser gelangen, in sich wieder das Gefühl des Wohlseins spüren.

Durch Hunger ausgelöster Stress lässt sich mit Essen abbauen, weil Essen mit dem Hunger auch die Ursache für den Stress beseitigt. Außerdem bringt ein voller Magen einige körperliche Effekte zuwege, die Sie langsamer «schwingen» lassen. Das Blut wandert von den Außenbezirken Ihres Körpers in Ihren Kern zum Verdauungsapparat hin. Dieser stellt einige Liter an Verdauungssäften bereit, um damit die Nahrung gut zu verwerten. All diese Vorgänge bremsen den Elan Ihres Herz-Kreislauf-Systems. Herzschlag, Atemfrequenz und Blutdruck sinken. Diese Nebenwirkungen Ihres Verdauungsvorganges spüren Sie deutlich – als körperliche Entspannung. Eine angenehme Nebenwirkung, die das Essen da mit sich bringt.

Diese beruhigende Wirkung haben Sie oft erlebt und deswegen wissen Sie aus Erfahrung, dass Essen effektiv Ihre Anspannung und Unruhe mildern kann. Essen ist ein hervorragendes Beruhigungsmittel.

Ist Ihr Stress allerdings nicht auf Hunger zurückzuführen, dann ist Essen die falsche Antwort. Andere Mittel sind dann wesentlich geeigneter, um Ihr Wohlsein wiederherzustellen. Sie können Ihren Lieblingsfilm anschauen, Ihre beste Freundin treffen, sich massieren lassen, meditieren, mit Ihrem Partner kuscheln, Ihr Haustier streicheln oder Ihre Lieblingsmusik hören. Vielleicht erleben Sie Ihr Wohlgefühl, während Sie aktiv sind und joggen, eine Radtour machen, das Frühbeet umgraben oder Ihren Partner bei einem Badmintonmatch durch die Halle jagen. Ebenso können Sie Ihr Motorrad reparieren oder ein kniffliges Puzzle zusammensetzen. Auch ein Aufenthalt in der freien Natur bringt Ihnen möglicherweise das gute Gefühl zurück, nach dem Sie streben. Erlaubt ist, was Ihnen Spaß macht.

Um Wohlsein zu erleben, sind Sie keineswegs auf Essen angewiesen. Sie haben so viele andere wirksame Möglichkeiten, Behagen in sich zu erzeugen, dass Sie die Schokolade ruhig zur Seite legen können.

Oft ist es nicht das Essen, welches Sie glücklich macht, sondern die mit diesem einhergehende Dosis an Geborgenheit und Nähe. Mit Freunden ein gepflegtes Restaurant zu besuchen, ist etwas Schönes, aber möglicherweise geht es dabei nicht um die Speisen, sondern um das Zusammensein mit geliebten und anregenden Menschen, von denen Sie sich angenommen fühlen und mit denen Sie Spaß haben. Das Essen liefert eigentlich nur einen Anlass zum Zusammensein. Diesen Zusammenhang werden Sie im achten Kapitel noch ausführlich betrachten.

Immer wenn Sie nach einer Mahlzeit in angemessener Größe noch nicht satt sind oder wenn Sie sogar nach einer regelrechten Völlerei keine Ruhe vor der Gier nach noch mehr verspüren, dann ist es eigentlich klar: Es geht Ihnen nicht um Essen, sondern um Wohlsein. Sie wollen sich wohlfühlen, und das gelingt durch Nahrungsaufnahme nur dann, wenn es Hunger war, der Ihnen Stress bereitet hat. Essen vermag Sie satt zu machen, einen kurzen Genuss zu verschaffen – nicht mehr und nicht weniger.

Wenn Sie Nähe suchen, Anregung oder Inspiration, Freisein von Schuldgefühlen, eine helle Stimmung, dann müssen Sie sich auf die Socken machen und sich in Ihrem Leben das Original besorgen. Und wenn niemand anderer für Sie sorgen mag und wenn Ihnen niemand nah ist und Sie liebt, dann haben Sie immer noch sich selbst. Sie sind der wichtigste Mensch in Ihrem Leben. Die längste Beziehung Ihres Lebens ist die zu Ihnen selbst. Sie sind immer da, wenn Sie Liebe brauchen. Und Sie können sich vorbehaltlos sich selbst gegenüber öffnen und sich alles geben, was Sie brauchen.

Selbstwirksames Essverhalten heißt, Ihre Körpersignale wahrzunehmen und zu respektieren. Es heißt, dass Sie nur essen, wenn Sie wirklich hungrig sind, und damit aufhören, sobald Sie das erste Sättigungssignal wahrnehmen. Es heißt, dass Sie Hunger und Anspannung unterscheiden und sich bei Anspannung entspannen, anstatt zu essen.

Susanne lebt ein anstrengendes Leben mit vielen Verpflichtungen und Anforderungen. Sie braucht viel Kraft, um alles zu schaffen, hat aber auch Spaß daran, etwas zu leisten und beruflich viel mitzugestalten. Nach Feierabend schlägt sie beim Essen regelmäßig über die Stränge. Im gleichen Tempo, in dem sie ihren Tag durchzieht, futtert sie sich abends durch gerade eingekauftes Essen und Leckereien aus dem Kühlschrank. Sie kommt erst zu sich und hört auf zu essen, wenn ihr Magen überdehnt ist.

Als Susanne die Auszeiten zu Beginn ihres Feierabends einführt, nimmt sie sich dafür zwanzig Minuten Zeit. Sie zündet eine Kerze an und legt sich auf ihre Yogamatte. Sie erwartet sich nun Wohlgefühl und neue Erkenntnisse, die sie in Sachen Essen weiterbringen. Stattdessen fühlt sich diese Pause eher nervig an. Sie tickt innerlich immer noch in ihrem hohen Tempo, denn ihr Tag war wie immer schnelllebig und fordernd. Es kommt ihr ziemlich künstlich vor, jetzt so ruhig dazuliegen. Auch innerlich passiert nichts. Sie will jetzt aufstehen und endlich etwas essen. Aber sie zwingt sich, liegen zu bleiben. Besonders angenehm ist es ihr nicht.

Nach einer Viertelstunde merkt sie, dass sie etwas ruhiger ist. Sie bleibt liegen und kann sich die letzten fünf Minuten doch etwas erholen. Nach der Auszeit isst sie wie immer ihre Abendmahlzeit. Kein großer Unterschied zu sonst.

Sie bleibt am Ball und wiederholt ihre Auszeit jeden Abend. Allmählich ist sie direkt nach dem Hinlegen etwas weniger zappelig und etwas weniger genervt. Sie gewöhnt sich daran, in ihrem Kopf alle möglichen Bilder und Geräusche ablaufen zu lassen, wie bei einem Fernsehprogramm, das sie nicht beachtet. Nach zwei Wochen merkt sie, dass sie mittlerweile Übung hat und schneller in die Entspannung kommt.

Ihr Abendbrot fällt jetzt ruhiger aus. Sie isst langsamer und bewusster. Sie spürt beim Essen jetzt oft, dass sie eigentlich erschöpft ist. Das Essen beendet sie früher, weil sie nicht mehr hungrig, sondern müde ist und nur noch ein bisschen fernsehen möchte. Sie verzieht sich dann schnell mit einer warmen Decke auf ihr Sofa und gönnt sich einen Film, ohne nebenher etwas zu knabbern. Irgendwie ist dieser Druck aus ihrem abendlichen Essverhalten verschwunden.

Auch tagsüber hält sie jetzt manchmal kurz inne und lenkt ihre Aufmerksamkeit auf sich selbst. Sie ist achtsamer mit sich, bevor sie isst. Bei ihrem mittäglichen Gang zur Kantine konzentriert sie sich für einige Momente darauf, wahrzunehmen, was mit ihr los ist und ob sie eigentlich hungrig ist. Erst dann befasst sie sich damit, was und wie viel sie essen will. Außerdem hat sie angefangen, darüber nachzudenken, wie sie ihre Tage weniger anstrengend gestalten könnte.

> **Selbstwirksam essen heißt, Sie essen, wenn sie hungrig sind, und hören damit auf, sobald Sie satt sind.**
> **Bei Stress entspannen Sie, anstatt zu essen.**

Hier kommen zwei Übungen für Sie:

Übung 6: «Schon satt?»

Wählen Sie eine Gelegenheit, bei der Sie essen können, ohne abgelenkt zu werden. Warten Sie, bis Sie richtig hungrig sind, und beginnen Sie dann in Ruhe zu essen.

Machen Sie alle zwei Minuten, während Sie langsam essen, eine kurze Pause von einigen Sekunden, in denen Sie alles Essbare und Ihr Besteck aus der Hand legen. Prüfen Sie kurz, wie hungrig beziehungsweise satt Sie schon sind. Welche Körpersignale, Gedanken oder Gefühlsimpulse empfangen Sie, die mit Sättigung zu tun haben könnten?

Übung 7: «Ruhe vor dem Essen»

Nehmen Sie sich zehn Minuten Zeit, wenn Sie von Ihrem Tagwerk nach Hause kommen und bevor Sie essen. Sorgen Sie dafür, dass Sie ungestört sind und dass Ihnen warm genug ist, während Sie ruhen. Wählen Sie einen Ort zum bequemen Liegen wie eine Yogamatte oder Ihr Sofa. Wenn Sie wollen, benutzen Sie einen Zeitmesser.

Legen Sie sich hin. Schließen Sie die Augen. Lassen Sie alle Gedanken ziehen. Lassen Sie alle Empfindungen vorbeigehen. Lassen
Sie zehn Minuten verstreichen.

Sind die zehn Minuten vorbei, dann wenden Sie sich kurz Ihrer
Befindlichkeit zu. Was können Sie jetzt wahrnehmen?

Danach stehen Sie in Ruhe auf und machen in Ihrem Abendablauf
weiter.

Sind Sie der aktive Typ, der sich über viel Bewegung abreagiert,
dann sollten Sie sich besser über Sport entspannen. Infrage kommen natürlich alle Sportarten, aber auch Tanzen zu (lauter) Musik,
eine Runde schnelles Gehen oder das Bearbeiten eines Punching-
balls zu Hause. Wenn Sie wollen, können Sie dann noch die oben
beschriebene Ruhepause anschließen.

Kapitel 6:
Wie sich Kartoffelpuffer in Gedankenpuffer verwandeln

Im letzten Kapitel haben Sie gelernt, dass auch Ihr Körper in Bezug auf Essen seine Gewohnheiten hat, dass er sich aber innerhalb kurzer Zeit umstellen kann. Sie haben auch gelernt, dass Sie schon als Baby die Kopplung von Essen, Nähe und Wohlsein abgespeichert haben und deshalb als erwachsener Mensch möglicherweise essen, wenn Sie sich entspannen und wohlfühlen wollen – und das, obwohl Sie keinen Hunger haben.

Sie haben sich damit befasst, dass Sie über fein abgestufte Hunger- und Sättigungssignale verfügen, und verstanden, dass Ihr Körper Sie auf diese Weise unterstützt, selbstbestimmt zu essen. Optimales Essverhalten bedeutet, dass Sie erst dann essen, wenn Sie wirklich hungrig sind, und aufhören, sobald Sie die ersten leisen Anzeichen von Sättigung spüren.

Nun geht es zur nächsten Ebene der Gewohnheitsbildung in Bezug auf Essen: Was hat Nahrungsaufnahme mit Denken zu tun? Wo finden Sie bei sich Denkgewohnheiten, die Ihr Essverhalten negativ oder auch positiv beeinflussen? Wie können Sie so mit Ihrem Denken umgehen, dass Sie nur aus Hunger essen?

Essen beginnt im Kopf: Denkgewohnheiten produzieren Wirklichkeit

Veränderung beginnt mit Ideen, denn Ihren Taten gehen in der Regel Gedanken voraus. Sie möchten in den Sommerferien verreisen und überlegen sich ein Ziel. Sobald Sie sich dafür entschieden haben, in die Provence zu fahren, wälzen Sie Reiseführer. Sie malen sich die Schönheit Ihres Ziels aus: Sollen Sie ein Hotel in Aix-en-Provence buchen oder ist der Zeltplatz mehr nach Ihrem Geschmack? Fahren Sie die lange Strecke dorthin mit dem Auto oder nehmen Sie das Flugzeug nach Marseille? Sie lassen Bilder vor Ihrem inneren Auge entstehen und wägen sachliche Argumente ab. Dabei wird Ihnen Stück für Stück klar, was Sie wollen. Sie entwickeln einen Plan dafür, wie Sie Ihr Ziel umsetzen, und schließlich zeichnen Sie mit Ihrer Handlung das nach, was Sie als gedankliche Skizze begonnen haben.

Was in Ihrem Kopf entsteht, holen Sie in die Wirklichkeit, indem Sie Ihren Ideen Taten folgen lassen: Sie reservieren den Zeltplatz, packen Zelt und Campingmöbel ins Auto und folgen der Route, die Sie sich aus dem Internet ausgedruckt haben. Ideen, die Ihnen überhaupt nicht in den Kopf kommen, können Sie auch nicht realisieren. Wenn Ihnen nicht einfällt, nach Island zu fahren, werden Sie diese Reise auch nie buchen.

Jede Handlung, die Sie ausführen, haben Sie vorher zumindest kurz in Ihrem Kopf skizziert. Planen – das tun Sie oft bewusst, aber nicht immer. Viele dieser Handlungsskizzen passieren Ihnen vermutlich beiläufig. Sie sitzen beispielsweise am Schreibtisch und arbeiten an einer Tabelle, während sich unwillkürlich die Aussicht auf ein kühles Gerstengetränk im Biergarten vor Ihr inneres Auge schiebt. Bewusst konzentrieren Sie sich weiterhin auf die Tabelle und auf alles, was der Tag sonst noch so von Ihnen fordert. Dennoch taucht die Idee vom Biergarten hintergründig wie von selbst immer wieder auf. Im Laufe des Tages schiebt sich der Biergarten allmählich immer mehr in den Vordergrund, das Bild wird zum Film und immer detailreicher. Sie sehen vor Ihrem inneren Auge, wie Sie Ihre Sporttasche (eigentlich wollten Sie nach der Arbeit zum Yoga) in den Kies neben Ihre Lieblingssitzbank stellen. Vielleicht sehen Sie sich sogar in der Warteschlange vor dem Bratwurststand anstehen.

Ihr Körper und ein bewusster Teil Ihrer Aufmerksamkeit sitzt auf Ihrem Bürostuhl vor Ihrem Monitor, um Sie herum das geschäftige Treiben der Kollegen. Aber Ihre Fantasie wandelt auf Abwegen und beschließt innerlich, welche Bratwurst Sie im Biergarten bestellen werden. Die Fantasien rutschen schließlich in den Vordergrund, bis Sie eine halbe Stunde vor Dienstschluss zum Hörer greifen und Ihre beste Freundin fragen, ob sie mit in den Biergarten am Fluss kommt. Beschwingt erledigen Sie den letzten Rest der Tagesarbeit und eilen zur U-Bahn. Kurz darauf sitzen Sie leibhaftig im Biergarten, die Sporttasche steht neben Ihnen im Kies und Sie machen sich auf, am Bratwurststand für Ihr leibliches Wohl zu sorgen – die Realität ist Ihrer Vorstellung ziemlich ähnlich geworden.

Diese Produktion von Gedanken und Bildern ist eine Eigenart Ihres Gehirns. Wo ein menschliches Gehirn ist, da entstehen auch diese inneren Szenarien, Gespräche und Handlungen. Sie können Ihr Vorstellungsvermögen bewusst einsetzen, um sich mögliche Zukunftsvarianten auszumalen, um Lösungen zu entwickeln und um schöpferisch Ihre Welt zu gestalten. Halten wir an dieser Stelle fest: Zuerst ist der Gedanke da, dann folgt die Handlung. Durch Ihr Handeln lassen Sie zur Realität werden, was vorher nur im Kopf da war. Ihre Realität schaffen Sie also maßgeblich durch Ihr Denken.

Schaffen Sie Ihr Essverhalten ebenso durch das, was Sie denken? Auch in Sachen Essen bereiten Sie gedanklich vor, was dann in Ihrer Realität geschieht. Sie lesen die Speisekarte durch, stellen sich vor Ihrem inneren Auge Heilbutt an glasiertem Fenchel und Kaiserschmarrn mit Zwetschgenröster vor und wählen dann aus, was Ihnen mehr zusagt. Oder Sie stellen sich vor, wie Sie in die Kantine gehen, an der Essensausgabe stehen und das vegetarische Gericht bestellen, das Sie heute Morgen schon auf dem Menüplan gesehen haben. Wenn die Essenszeit naht, überprüfen Sie gedanklich noch einmal, ob es stimmig ist, diese Vorstellung umzusetzen. Wenn die Antwort Ja lautet, dann finden Sie sich wenig später tatsächlich vor der Essensausgabe und bestellen das vegetarische Gericht.

Die Tafel Schokolade, die Sie vielleicht zwischen Arbeit und Kindergarten verdrücken, haben Sie gedanklich vorbereitet – und wenn es im

Bruchteil einer Sekunde geschehen ist. Sie haben sich ganz kurz vorgestellt, sie zu essen, und sich ebenso vorgestellt, dass sich das richtig gut anfühlen wird. Und daraufhin realisieren Sie diese Fantasie.

Auch wenn Sie eine Diät machen, malen Sie sich aus, was Sie essen werden. Wenn Ihre nächste Mahlzeit laut Plan ein Magermilchjoghurt sein soll und Sie diesen Plan ernst nehmen, dann sehen Sie innerlich diesen Magermilchjoghurt vor sich und bereiten sich darauf vor, genau diesen zu essen und nichts anderes. Und weil Sie wissen, dass Sie ab 20 Uhr nichts mehr essen werden, entwerfen Sie ein inneres Bild, wie Sie heute Abend mit Ihrem Lieblingsbuch auf dem Sofa sitzen – mit einer Tasse Kräutertee neben sich. Diese innere Vorbereitung hilft Ihnen dabei, im Büro die gefüllte Keksschale zu ignorieren, beim Einkauf die Chips im Supermarktregal stehen zu lassen. Indem Sie sich vorstellen, dass Sie fest und diszipliniert die Regeln befolgen, bereiten Sie Ihre Geradlinigkeit innerlich vor. Sie schaffen es, sich an den Diätplan zu halten, weil Sie sich vorgestellt haben, dass Sie es schaffen. Ihre Gedanken bereiten Ihre kurz darauf gelebte Realität vor.

Aber Ihr Kopf und Ihr Vorstellungsvermögen liefern Ihnen diese Bild- und Ideenangebote nicht nur auf Ihren Wunsch hin, sondern auch ganz von sich aus und auch dann, wenn Sie eigentlich mal Ruhe vor Ihrem Kopfkino haben möchten.

So praktisch Ihre Fantasie ist, wenn Sie Lösungen finden und Ideen entwickeln wollen, so nervtötend kann sie Sie auch mit Bildern bombardieren, die dem widersprechen, was Sie sich bewusst vornehmen. Ihr Kopf kann eigentlich nie so richtig aufhören, Gedanken zu produzieren. Versuchen Sie einmal, wirklich gar nichts zu denken – das ist eigentlich unmöglich. Alle Schulen der Meditation wissen um dieses Problem. Um die Bilder- und Gedankenflut abzustellen, muss man lange üben, und selbst sehr erfahrenen Meditationsmeistern dürfte das nicht immer auf Knopfdruck gelingen. Sie müssen damit leben, dass ständig neue Bildkulissen, Gedankenketten und Fantasiefetzen auf sich aufmerksam machen. Wenn Sie darauf achten, können Sie wahrnehmen, wie eine Art unbewusstes Fernsehprogramm durch Ihr Bewusstsein flackert. Sie können beobachten, dass Sie unwillkürlich zwischen der gewünschten aufmerksamen Konzentration auf Ihre Aufgabe und der unerwünschten ablenkenden Zerstreuung auf mentalen Nebenschauplätzen hin und her zappen.

Nicht nur, dass ständig Gedanken und Bilder in Ihr Bewusstsein aufsteigen, das können auch äußerst unerwünschte Ideen sein. Wenn Sie weniger essen wollen, legen Sie nun wirklich keinen gesteigerten Wert auf das überlebensgroße Exemplar eines appetitlichen Bagels vor Ihrem inneren Auge, mit jeder Menge Frischkäse, Lachs und Rucola als Belag. Darauf nimmt Ihr Denkapparat aber keine Rücksicht – er liefert diesen Bagel trotzdem frei Haus. Wenn Sie sich ab heute strikt den Nachmittagskuchen verkneifen wollen, sind Sie gar nicht scharf darauf, in Ihrer Vorstellung ständig eine Schwarzwälder Kirschtorte herumschweben zu sehen. Auch wenn Sie sich immer wieder auf Ihre Alltagsaufgaben konzentrieren, schiebt sich das Stück Sahnetorte dreist immer wieder dazwischen.

Mit Fantasien solcher Art haben viele Menschen Probleme, die sich vorgenommen haben, ihr Essverhalten neu zu managen. Instinktiv wissen sie, sie sollten nicht an die Torte denken, denn damit wächst die Gefahr, dass ihren Gedanken Taten folgen und sie tatsächlich ein Stück Schwarzwälder Kirschtorte verdrücken.

Die meisten Menschen verstehen intuitiv sehr wohl diesen Zusammenhang von Gedanken, die sie zu Realität werden lassen. Wenn sie den Entschluss zum Abnehmen gefällt haben, achten sie auch auf ihre Gedanken. Sie bemühen sich bewusst, nicht an Essen zu denken, denn sie befürchten, dass jeder Gedanke an Lebensmittel, die nicht in ihrem Ernährungsplan vorgesehen sind, zu einer Gefahr werden. Sie entwickeln die Sorge, jeder Essgedanke, den sie nicht unter Kontrolle bringen, würde sie dick machen. Sie bemühen sich, weitestmöglich die Herrschaft über ihre Vorstellungswelt in Bezug auf Lebensmittel zu erlangen. Jede diesbezügliche Idee, die unerwünschterweise an ihrem Gedankenhorizont auftaucht, wird gefürchtet und umgehend bekämpft.

Das bereitet Stress. Unbewusste Essgedanken entstehen ständig neu und immer wieder anders in mannigfaltigster Bandbreite. Essgedanken lassen sich, so wie andere Vorstellungen auch, kaum unterdrücken oder gar ganz verhindern.

Wenn der Geflügelsalat, der Butterstollen oder das Fischbrötchen Ihre Aufmerksamkeit immer wieder in Beschlag nimmt, dann gewinnen Sie womöglich allmählich den Eindruck, Sie könnten nicht einmal Ihre Gedanken kontrollieren und seien völlig aufs Essen fixiert.

Je länger Sie die Schale mit Müsli vor Ihrem inneren Auge unterdrücken wollen, desto verlockender und bedeutsamer wird sie. Bald dreht sich immer mehr Aufmerksamkeit um das Essen oder Nichtessen dieses Müslis. Es ist wie ein Teufelskreis – je intensiver Sie an Essen denken, desto stärker zieht es Sie auch zur Umsetzung dieser Gedanken.

Ihre innere Gefühlssituation kann sich zuspitzen: Sie wollen konsequent bleiben und alle Gedanken ans Essen verbannen, stattdessen kreist alles in Ihrem Kopf wie besessen um Kekse, Salamibrote und Müsli. Sie werden immer angespannter. Sie suchen nach einer Lösung, wie Sie diesen Stress loswerden und in Ihre Entspannung zurückfinden können. Sie suchen nach dem wohligen Zustand, den Sie schon als Baby gefühlt haben. Wenn sich das Müsli einfach nicht verdrängen lässt, Sie es aber nicht essen dürfen, dann werden Sie vermutlich mürbe. Schließlich finden Sie einen Weg in die Entspannung – Sie geben Ihre Esskontrolle auf. Sie hebeln die Regel aus, verdrücken das Müsli – und für einen Moment sind Sie erleichtert.

Hilfloses Essverhalten auf gedanklicher Ebene bedeutet, dass Sie Ihren Essfantasien folgen, weil Sie sie nicht unterdrücken können. Sie messen Ihren Gedanken über Lebensmittel eine enorme Bedeutung bei, sodass Sie am Ende glauben, Sie könnten einfach nicht widerstehen.

Dieser Widerstreit zwischen strenger Disziplin und Essgelüsten, zwischen Gedanken an Verzicht und Essfantasien, spiegelt sich in einem Hin und Her unseres Essverhaltens. Wir enthalten uns eine Mahlzeit vor, nur um bei der nächsten dann völlig von unserem selbstbestimmten Essverhalten abzukommen und über die Kalorienstränge zu schlagen. Wir fallen in die Hilflosigkeit zurück, weil wir durch unsere Strenge überfordert sind.

Wir veranstalten ein Hü-und-Hott-Essprogramm, in dem sich Abschnitte vorbildlichen Verhaltens mit schöngeredeten Ausnahmen abwechseln. Obwohl wir zeitweise sehr konsequent, sehr diszipliniert und vielleicht sogar hart zu uns sind, verschenken wir alle erarbeiteten Pluspunkte dann wieder und geben uns zwischendurch dem Essen einfach hin.

Dieses Hü und Hott können wir lange beibehalten. Trotz des großen Kraftaufwands, den wir über die meiste Zeit des Tages aufbringen, treten wir in Sachen Gewicht auf der Stelle. Wir nehmen uns 23 Stunden zusammen, essen kontrolliert und verderben alles in einer einzigen Stunde wieder, weil wir einen Disziplin-Blackout haben und essen, als hätten wir seit Tagen nichts bekommen.

Im Hinblick auf unsere Disziplin empfinden wir uns als ähnlich gespalten wie Dr. Jekyll und Mr. Hyde. Der gewichtsbewusste und disziplinierte Teil schafft es einfach nicht, sich gegen den Nimmersatt durchzusetzen. Im Gegenteil, je vorbildlicher der Schlanke in uns sich verhält, desto wilder und unberechenbarer randaliert der Maßlose.

Wenn wir unseren Essfantasien immer wieder mal nicht standhalten, zahlen wir dafür einen hohen Preis. Ich rede hier nicht von Hüftpolstern und Rettungsringen. Schlimmer noch ist das schlechte Selbstbild, das so fatalerweise entsteht: willenlos, unfähig, unkontrolliert, haltlos, besessen, gierig – so sehen wir uns jedes Mal, wenn wir mal wieder klein beigegeben haben.

Das ist erlernte Hilflosigkeit pur. Wir denken schlecht von uns selbst und halten diese Gedanken für die Wahrheit. Unser innerer Dialog wird anklagend und gehässig und wir glauben, wir hätten diese Worte verdient. Wir sehen keine Lösung für uns, wissen nicht, wie wir es mit dieser Charakterschwäche jemals schaffen sollten, dauerhaft abzunehmen. Wir glauben fest, wir seien auf peinliche Weise willenlos und unkontrolliert.

Ich beschreibe hier keineswegs Menschen, die offiziell als esssüchtig klassifiziert sind, sondern ganz durchschnittliche Personen, meist Frauen, die über durchschnittlich viel Diäterfahrungen verfügen. Das negative Selbstbild einer gierigen Esserin ohne Diät-Vernunft ist weitverbreitet und in Menschen verankert, die keiner von uns als dick ansehen würde. Ganz normale Frauen, die nach außen einen disziplinierten Eindruck abgeben, können sich innerlich wie jemand fühlen, der beim Thema Essen den Kampf verloren hat – und das fühlt sich überhaupt nicht gut an. Sie sind guten Willens in ein neues Essverhalten gestartet, aber in der Hilflosigkeit gelandet.

Dieses Hin und Her zwischen Nicht-essen-Wollen und dauernden Essfantasien, zwischen Schlankheitsbedürfnis und Esslust kann sich zum verwirrenden Irrgarten entwickeln. Wie finden Sie aus diesem Esslabyrinth wieder heraus? Es gibt einen Ausweg. Der rote Faden, an dem entlang Sie sich aus dem Irrgarten Ihrer Essgewohnheiten heraushangeln können, heißt Selbstwirksamkeit.

Negative Gedanken sind nichts anderes als erlernte Hilflosigkeit und sie erzeugen leider auch eine negative Realität. Wenn Sie Ihre Essfantasien als Beleg Ihrer Unersättlichkeit bewerten, dann werten Sie sich selber ab. Ihre Gedanken kreisen eigentlich um die Frage, warum Sie so «falsch» sind: so gierig, so aufs Essen versessen, so wenig kontrolliert. Aber Ihre Gedanken beweisen nichts dergleichen. Nur weil Sie negative Fantasien haben, heißt das noch lange nicht, dass diese wahr sind.

Warum Sie Essgedanken als Puffer zwischen sich und die Wirklichkeit schieben

Bevor ich Ihnen verrate, wie Sie aus Ihrem Esslabyrinth entkommen, wollen Sie vielleicht noch wissen, was diese Essgedanken im Schilde führen, die sich immer wieder so hartnäckig bei Ihnen melden.

Vielleicht haben Sie schon einmal von Jon Kabat-Zinn und dem von ihm geprägten Begriff der Achtsamkeit gehört. Kabat-Zinn hat in den Achtzigerjahren des letzten Jahrhunderts wesentliche Gedanken des östlichen Buddhismus für uns Menschen im Westen von religiösen Bestandteilen getrennt aufbereitet. Achtsamkeit heißt in diesem Zusammenhang, dass Sie im Hier und Jetzt aufmerksam sind. Sie tun das, was Sie tun, bewusst und ohne sich ablenken zu lassen. Vor allen Dingen lassen Sie sich nicht von Ihren Gedanken und Emotionen ablenken, glauben nicht alles, was diese Ihnen als Wirklichkeit oder Wahrheit vorgaukeln. Weil das ziemlich ungewohnt ist, müssen Sie es üben. Wahrscheinlich werden Sie nie wirklich in jedem Augenblick hundertprozentig achtsam sein – es geht eher um den bewussten Umgang mit dem Thema, um Ihr Streben danach, sich in diese Richtung zu bewegen.

Warum achtsam zu leben schwierig ist, haben Sie oben schon gesehen. Sie produzieren ohne Unterlass Gedanken und Bilder. Aber immer dann, wenn Sie etwas denken oder vor Ihrem inneren Auge sehen, sind Sie von Ihrem Hier und Jetzt abgelenkt. Klar: Wenn Sie sich vorstellen, wie Sie in einem leise schaukelnden Segelboot sitzen, entziehen Sie Ihrem Hier und Jetzt am Küchentisch einen Teil Ihrer Aufmerksamkeit. Wenn Sie wütend sind, führen Sie in Gedanken vielleicht innerlich ein Streitgespräch mit Ihrem alten, ungerechten Klassenlehrer, obwohl der gar nicht vor Ihnen steht – es geht nicht um die Menschen, die vor Ihnen in der Schlange an der Supermarktkasse stehen. Gedanken, Bilder, Gefühle, all das ist nicht richtig real, es existiert nur in Ihrem Innenleben. Wenn Sie versuchen, achtsam zu leben, unterscheiden Sie Ihr Denken und Fühlen vom Hier und Jetzt, von dem, was ist.

Wollen Sie der Wirklichkeit aber freiwillig kurz entfliehen, dann kann diese Eigenschaft Ihres Denkapparats ganz praktisch sein. Stellen Sie sich vor, Ihnen ist unglaublich langweilig, weil Sie alleine in einem Wartezimmer sitzen und warten müssen, bis Ihre Bearbeitungsnummer für die Meldebehörde aufgerufen wird. Ehe Sie sich versehen, schweifen Ihre Gedanken ab und nehmen Sie mit auf eine kleine Reise. Sie können im Geist die Erledigungen des restlichen Tages vorwegnehmen und bringen so Geschäftigkeit und Effektivität in Ihr inneres Erleben. Oder Sie erinnern sich an Ihren ersten Urlaubstag in den Sommerferien. Ihr Blick schweift aufs griechische Meer, die Sonne geht unter, es riecht nach Rosmarin und Lavendel. Die Zikaden zirpen lautstark und ein milder Wind streicht über ihre Haut. Schon konnten Sie für einige Augenblicke dem grauen Wartezimmer mit seinem Betonfußboden und den Metallstühlen entfliehen.

Ihre Gedanken ermöglichen es Ihnen, aus der Wirklichkeit dosiert auszusteigen. Damit können Sie gezielt Ihren Gefühlszustand managen. Wenn es Ihnen gelingt, auf dem Zahnarztstuhl Ihre Konzentration nicht auf das Geräusch des Bohrers zu lenken, sondern auf das Treffen mit der Freundin, mit der Sie anschließend die Sonne genießen und plaudern werden, schaffen Sie Distanz zu Ihrer unangenehmen Lage und bekommen etwas Kontrolle zurück in einer Situation, in der Sie eigentlich Ihrer Zahnärztin ausgeliefert sind. So unangenehm wie eine Zahnbehandlung muss die Wirklichkeit gar nicht sein, dass Sie ihr gleichsam reflexhaft zu entfliehen trachten. Schon milde Langeweile reicht vermutlich aus, um gedanklich auf Reisen zu gehen. Die ewig wiederkehrenden Routinen des Alltags, kleine atmosphärische Störungen in einer zwischenmenschlichen Situation, ein dumpfes Unwohlsein, die Andeutung einer Überforderung oder einfach eine Situation, die wir völlig aus der Routine heraus meistern können – all das lässt uns Gedanken produzieren, die uns ablenken, mit denen wir etwas Angenehmes ins Spiel bringen. Gedanken an Essen sind der perfekte Gedankenpuffer zwischen Ihnen und einer Wirklichkeit, die Sie sich eben ein kleines bisschen prickelnder oder sehr viel angenehmer wünschen.

Essgedanken lenken Sie in vielen Situationen kurz ab. Essensfantasien zwischen sich und die Wirklichkeit zu schieben, ist etwas ziemlich Normales. Eigentlich tut das jeder. Dass Sie als Wirklichkeitspuffer an ein Butterbrot mit frischen Tomaten und Schnittlauch denken und nicht ans Schuheputzen, ist reine Gewohnheitssache. Sie können ebenso gut an die Rosen auf dem Balkon denken, an Ihre Briefmarkensammlung oder an die Euro-Krise.

Sie brauchen vor Essgedanken keine Angst zu haben. Diese kommen in guter Absicht. Sie wollen Ihnen einfach ein paar Augenblicke der Flucht aus Ihrer Realität ermöglichen. Sie können Essgedanken als ein Angebot Ihres Denksystems sehen, das Ihnen eine Art Alternativwirklichkeit zur Verfügung stellt. Sie können dann den Aufenthaltsort Ihres Bewusstseins frei wählen, mit Ihrer Aufmerksamkeit in der Realität weilen oder in Ihre Vorstellungswelt hinüberdriften.

Ob Sie nun Essgedanken haben oder nicht – mit Ihnen ist alles in Ordnung. Diese Essgedanken sind normal, sie kommen und gehen, wie auch das Wetter am Himmel kommt und geht. Sie kämen ja auch nicht auf die Idee, Ventilatoren aufzustellen, um die Wolken da oben möglichst schnell vorbeiziehen zu lassen. Sie lassen alles, wie es ist, und wissen einfach, dass das Wetter sich sowieso von alleine verändert – auch wenn Sie nichts tun. So ist es auch bei den Essgedanken. Sie kommen, ob Sie wollen oder nicht. Aber sie gehen absolut zuverlässig auch wieder – ganz sicher.

Warum Kartoffelpuffer-Fantasien und Achtsamkeit ein gutes Team sind

Aber oben habe ich doch noch behauptet, dass Sie mit Gedanken Ihre Taten vorbereiten, dass Sie mit Essgedanken für die Umsetzung in der

Realität sorgen und dass diese Essgedanken folglich einen Leidensdruck erzeugen können. Warum soll es nun plötzlich ganz unbedenklich sein, dauernd ans Essen zu denken? Lassen Sie mich dies erklären.

Keine Essgedanken zu haben, das ist kaum zu schaffen. Ihr Ziel eines kontrollierten Essverhaltens aufzugeben, würde einer Kapitulation gleichen. Doch es gibt eine Lösung, die beide Kräfte unter einen Hut bringt. Denken Sie doch ruhig ans Essen, wenn Ihnen danach ist, und setzen Sie den Gedanken einfach nicht um.

Es macht einen Unterschied, ob Sie fantasieren und dabei glauben, Ihre Gedanken würden die Realität abbilden, oder ob Sie fantasieren und dabei wissen, dass Sie nur Gedanken entwickeln, aber trotzdem handeln können, wie Sie wollen.

Der Unterschied besteht darin, dass Sie im ersten Fall einer vermeintlichen Realität aufsitzen. Ihr Essverhalten gerät in hilflose Bahnen, wenn Sie Ihren Gedanken Glauben schenken, die Ihnen Dinge flüstern wie «Wenn ich dieses Wiener Würstchen jetzt nicht esse, dann kann ich es nie wieder in meinem Leben essen. Unerträglich!» oder «Ich hab ja sonst nichts Schönes in meinem Leben, also habe ich Essen als Entschädigung verdient» oder aber «Ich dumme Gans werde es nie schaffen, mich mal zu beherrschen».

Im zweiten Fall beobachten Sie Ihre Gedanken, glauben ihnen aber nicht alles. Ihr Dasein hängt nicht an einem Wiener Würstchen. Es gibt sehr wohl andere Dinge in Ihrem Leben. Sie sind keine dumme Gans. Das sind Ihre Fantasien und nicht Sie selbst. Und Sie selbst können entscheiden, wie Sie handeln, anstatt blind den Szenarien zu folgen, die in Ihrem Kopf entstehen.

Sie können an einem grauen Herbsttag häufig in Gedanken zu diesem Wiener Würstchen schweifen. Sie können sich selbst versprechen, um sieben Uhr nach Ende Ihres Arbeitstages dieses Würstchen zu essen. Das könnten Sie dann auch tun. Oder Sie können ganz achtsam Plan B fahren: Sie denken so oft Sie wollen an das Wiener Würstchen, sind sich aber ständig darüber im Klaren, dass das Würstchen nur ein Gedanke ist und Sie auch was anderes denken könnten. Sie wissen, dass Sie erst um sieben Uhr abends entscheiden werden, ob Sie überhaupt essen und ob Sie das Wiener Würstchen essen. Um sieben Uhr werden Sie einfach wahrnehmen, wie es Ihnen geht, Sie werden sich so gut wie möglich entspannen, checken, ob Sie wirklich hungrig sind –

und wenn ja, werden Sie überprüfen, ob Sie neben Hunger außerdem noch Appetit auf dieses Würstchen haben. Nach diesen Checks können Sie neu beschließen, ob Sie essen oder ob Sie einen anderen Gedanken zur Wirklichkeit werden lassen. Sie sind in diesem Moment Herrin über Ihre Entscheidungen. Sobald Sie bereit sind, alle Gedanken und Emotionen zuzulassen und sie nicht mit der Wirklichkeit zu verwechseln, können Sie auch eigenständig entscheiden.

Selbstwirksames Essverhalten auf der gedanklichen Ebene heißt, Klarheit darüber zu erlangen, dass Sie und Ihre Gedanken zwei verschiedene Dinge sind. Dieser Umgang mit Gedanken ist ein Kunstgriff aus der Achtsamkeitsschule.

Wer denkt Ihre Gedanken? Sie. Also können Sie als Denker nicht gleichzeitig Ihre Gedanken selbst sein. Ihre Gedanken sind ein Produkt Ihres Denkens. Und weil Sie nicht Ihre Gedanken sind, können Sie als Denker entscheiden, wie Sie sich zu Ihren Essfantasien stellen – ob Sie diese ernst nehmen oder ob Sie sie mit einem Augenzwinkern beobachten und sagen: «Na, wir wollen mal sehen, ob ich später tatsächlich ausführe, was ihr mir gerade einflüstert, ob ich esse oder lieber abwasche und dabei Radio höre.»

Was haben Achtsamkeit und Selbstwirksamkeit miteinander zu tun? Und wie wirkt sich Achtsamkeit auf Ihr Essverhalten aus?

Achtsamkeit will erreichen, dass Sie sich von Ihrer automatischen Konditionierung im körperlichen, gedanklichen, emotionalen und sozialen Bereich lösen können. Ihre alten Gewohnheiten verhindern das bewusste Wahrnehmen, was gerade in Ihnen passiert. Achtsamkeit setzt auf die Möglichkeit, Ihre eingefahrene Hilflosigkeit aufzugeben und sich immer wieder neu zu verhalten – gegenüber allem, was Sie umgibt und was in Ihnen ist.

Achtsamkeit unterstützt Sie dabei, Ihre erlernte Hilflosigkeit als das zu enttarnen, was sie ist: eine falsch gelernte Wirklichkeit. Und wo Sie Ihre Hilflosigkeit als unwahr erkannt haben, machen Sie schon den ersten Schritt in Ihre Selbstwirksamkeit. Achtsamkeit hilft ihnen dabei, sich immer wieder klarzumachen, dass Sie in diesem Moment entscheiden, wie Sie Ihr Leben gestalten wollen – wie auch immer Ihre Geschichte bisher aussah.

Achtsamkeit wird durch eine bestimmte Lebenshaltung gefördert. Ebendiese Haltung unterstützt die Selbstwirksamkeit und die Fähigkeit, das eigene Essverhalten bewusst selbst zu gestalten. Achtsamkeit zeichnet sich aus durch Annehmen dessen, was ist, durch Wohlwollen, Loslassen, Wertfreiheit, Neugier, Geduld und Vertrauen. Achtsamkeit und Selbstwirksamkeit gehen Hand in Hand, wenn Sie Ihr Essverhalten wieder selbstbestimmt gestalten wollen.

- Annehmen, was ist, gibt Ihnen die Gelassenheit, Ihre Gewohnheiten so wahrzunehmen, wie sie im Moment sind. Dadurch erkennen Sie, wie Sie sich selbst unbewusst in ein Essverhalten hineinmanövrieren, mit dem Sie unglücklich sind.
- Wohlwollen ermöglicht Ihnen ein warmes und herzliches Annehmen Ihrer selbst und all dessen, was Sie denken, fühlen und wie Sie essen. Ihr innerer Dialog, der all Ihre Umstellungsprozesse begleitet, wird dadurch unterstützend und positiv.
- Loslassen ist die Bereitschaft, sich von Ihrem alten Essverhalten zu trennen und sich nicht weiter mit Ihrer alten Geschichte zu identifizieren. Sie sind offen für Veränderung und Wechsel. Gemeint ist damit auch Ihre bisherige Zurückhaltung, in Gefühle und Gedanken tief einzutauchen, sie wichtig zu nehmen. Stattdessen nehmen Sie gleichmütig zur Kenntnis, dass sie gerade da sind.
- Wertfreiheit fördert Ihre Fähigkeit, alte Regeln und Wahrheiten über Bord zu werfen. Sie trennen sich von Ihren Überzeugungen, Sie seien undiszipliniert und würden es nie schaffen, bewusst zu essen. Sie erkennen, dass Sie sich neu erfinden und Ihr Essverhalten neu gestalten können.
- Neugier gibt Ihnen den Mut, Nein zum Essen zu sagen und unvoreingenommen zu beobachten, was nach diesem Nein in Ihnen geschieht.
- Geduld ist der Garant dafür, dass Ihre Umstellung funktioniert und Sie ans Ziel kommen. Auch wenn Sie Rückfälle in Ihr altes Essverhalten erleben oder Ihnen die Umstellung schwer erscheint, ist doch jede Veränderung für Sie auf längere Sicht erreichbar.
- Vertrauen gibt Ihnen Geleit auf Ihrem Weg und die Zuversicht, dass auch Sie Ihr Ziel erreichen werden. Am Ende essen Sie selbstbestimmt und sind dadurch noch besser mit sich selbst in Kontakt.

Achtsamkeit gibt Ihnen die Kontrolle über Ihr Denken zurück, und das ist Selbstwirksamkeit pur. Sie durchschauen Ihre Essgedanken als das, was sie sind: Hirngespinste, die Sie gar nicht ernst zu nehmen brauchen. Sie können mit Ihnen sogar spielen. Sie haben solche Lust auf Mousse au Chocolat? Machen Sie doch aus Ihrer Essgedanken-Not eine Tugend: Stellen Sie sich vor, Sie seien an einem Buffet mit tausend verschiedenen Sorten Mousse eingeladen. Schwelgen Sie gedanklich darin. Und dann denken Sie doch einfach mal an Sauerkraut und Eisbein. Oder an belgische Butterwaffeln mit dick Schoko-Nuss-Soße darauf. Das können Sie stundenlang machen, bis Ihnen die Essfantasiererereien zu den Ohren herauskommen. Irgendwann werden sogar Schlaraffenlandfantasien langweilig.

Wenn ich Ihnen die Aufgabe stellen würde, acht Stunden am Tag an Mousse au Chocolat zu denken und keinen, wirklich keinen einzigen Augenblick in Ihren Gedanken abzuschweifen – wetten, Sie schaffen das nicht? Das zeigt Ihnen doch, dass Ihre Gedanken gar nicht so übermächtig sind und ihr Einflussbereich in Wirklichkeit recht begrenzt ist.

Diese kleinen Gedankenexperimente machen für Sie erfahrbar, dass Sie Ihre Gedanken beeinflussen können. Sie entdecken Ihre Freiheit, auf eine Weise zu denken, aber auf eine andere Weise zu handeln. Wenn Sie auf Essen verzichten, geben Sie sich damit die Gelegenheit, unvoreingenommen wahrzunehmen, was dann mit Ihnen geschieht. Ihr Handeln wird frei, weil Sie bewusst entscheiden können, statt sich von Ihren gewohnten Essgedanken bestimmen zu lassen. Diese Freiheit macht sogar Spaß. Es ist ein ähnliches Gefühl, wie freihändig Fahrrad zu fahren – Sie sind stolz, weil Sie kunstfertig die Balance halten, ohne auf all Ihre Kontrollmechanismen zurückgreifen zu müssen.

Klientinnen, die Achtsamkeitsübungen ausprobiert haben, konnten mir überrascht berichten, dass es gar nicht schwer war, nichts zu essen. Stattdessen konnten sie sich wahrnehmen, sie konnten bei sich selbst sein und feststellen, was sich gerade in ihnen abspielte. In den seltensten Fällen war das die reine Essgier, vielmehr zeigten sich vergleichsweise unspektakuläre Wahrnehmungen: Ich bin müde, weil der Tag lang und anstrengend war. Ich möchte während meines Hamburg-Aufenthaltes lieber in einem Hotel wohnen, als bei meiner

Freundin im Wäschezimmer zu schlafen. Mir ist kalt und ich möchte ein heißes Bad nehmen. Ich bin angespannt, weil mich meine Arbeit noch beschäftigt.

Sie können ruhig und entspannt bleiben, wenn Essgedanken kommen. Wenn Sie wissen, dass Gedanken keine Realität sind, und wenn Sie sich daran erinnern, dass ein Gedanke Sie nicht dazu zwingen kann, ihn umzusetzen, dann können Sie so viel über Essen fantasieren, wie Sie wollen. Sie können am Ende trotzdem etwas anderes tun, als zu essen. Nach einem Tag voller Essgedanken können Sie abends ins Kino gehen, lesen, baden, sich gut unterhalten. Sie haben die gleiche Entscheidungsfreiheit, als hätten Sie nicht an Essen gedacht.

Statt sich durch Ihre inneren Bilder und Dialoge terrorisieren zu lassen, können Sie auch lernen, sie sich zunutze zu machen.

Vielleicht haben Sie schon einmal etwas von Visualisierungen oder Affirmationen gehört. Eine Visualisierung ist eine bildhafte Vorstellung, die Sie vor Ihrem inneren Auge erscheinen lassen. Sie erschaffen dieses Bild, Ihrer Fantasie sind keine Grenzen gesetzt. Sie können dieses Bild bewusst gestalten, es ausschmücken, viele Einzelheiten hinzufügen, Farben, die räumliche Anordnung, das Licht darin frei wählen, so wie es Ihnen gefällt. Visualisieren können Sie Gegenstände oder auch Situationen. Der Sinn von Visualisierungen ist die möglichst konkrete Festlegung Ihrer Wünsche und Ziele.

Jeder kann visualisieren. Probieren Sie es aus. Stellen Sie sich einen Garten nach Ihrem Geschmack vor: Welche Größe hat er, wo befindet er sich, was wächst darin? Ist er kunstvoll angelegt oder wild? Welche Jahreszeit herrscht gerade? Wie sieht der Garten zu dieser Jahreszeit aus? Gibt es Wege in Ihrem Garten?

An diesem Bild können Sie weiterbasteln, solange Sie wollen. Der vorgestellte Garten wird immer konkreter. Das Gleiche funktioniert mit Ihrem Traumhaus, mit Ihrer Traumreise oder mit Ihrem Traum-Essverhalten.

Affirmationen sind das sprachliche Gegenstück zur bildhaften Visualisierung. Eine Affirmation ist eine Aussage, die einen Zustand bekräftigt und bejaht, die ein Ziel beschwört. Die Affirmation sollte immer positiv formuliert sein, also ausdrücken, was Sie wollen, und nicht, was Sie nicht wollen. Die passende Affirmation zu dem von Ihnen visualisierten Garten könnte lauten «Ich habe einen wunderschönen Garten.

Alle Pflanzen in meinem Garten sind gesund. Mein Garten ist ein Ort voller Ruhe und Harmonie. Ich bin in meinem Garten glücklich».

Affirmationen können Sie selbstredend auch zum Thema Essverhalten formulieren. Solch eine Affirmation könnte heißen «Wenn ich satt bin, lasse ich das Essen auf meinem Teller übrig und es geht mir gut dabei».

Visualisierungen und Affirmationen können Sie beim Übergang zu einem neuen Essverhalten unterstützen. Durch die genaue Beschreibung Ihres gewünschten neuen Verhaltens lernen Sie auch genauer zu verstehen, was Sie brauchen, damit Sie Ihr Ziel erreichen.

Affirmationen und Visualisierungen wirken. Voraussetzung ist aber, dass Sie beide Techniken in einem entspannten Zustand ausführen. Solange Sie sich bei der Affirmation «Ich lasse Essen auf meinem Teller zurück» verkrampfen und sich überfordert fühlen, so lange kann diese Affirmation nicht im positiven Sinne funktionieren. Sie wird dies umgekehrt im negativen Sinne tun, denn Sie werden sich immer verkrampft fühlen, sobald Sie Essen auf dem Teller zurücklassen – aber das ist ja genau das, was Sie nicht erreichen wollen.

Klappt es am Anfang noch nicht so mit der Entspannung bei der Visualisierungsarbeit? Kein Problem, das ist normal. Auch Entspannung ist eine Übungssache. Bleiben Sie am Ball. Mit der Zeit wird es Ihnen immer einfacher fallen, sich einerseits Ihre Visualisierung vors innere Auge zu holen und andererseits zeitgleich wohlige Gefühle von Ruhe und Gelassenheit in sich aufsteigen zu lassen. Hilfreich ist es, wenn Sie Ihre Übung zu einem Zeitpunkt ausführen, in dem Sie sowieso schon ziemlich entspannt sind, denn dann nehmen Sie Ihre Ruhe und Gelassenheit auch in Ihre Visualisierungen und Affirmationen mit hinein.

Erst wenn Sie es schaffen, sich übrig gebliebenes Essen auf dem Teller vorzustellen und sich dabei entspannt und wohl zu fühlen, kann die Visualisierung eine positive Wirkung entfalten. Für Ihr Gehirn sind Entspannung und positive Stimmung der Anreiz, sich näher auf eine Verhaltensweise zuzubewegen. Am besten stellen Sie sich also immer eine Situation vor, in der Sie selbstwirksam essen und dabei glücklich und entspannt sind.

Das Gehirn lernt gerne, wenn es belohnt wird. Und es wird mit Wohlgefühl belohnt. Bei jedem Wohlgefühl speichert das Gehirn die auslösende Handlung ab. Es strebt dann eine Wiederholung des ganzen Prozesses an. Das ist klassische Konditionierung, wie Sie sie bereits kennen.

Visualisierungen und Affirmationen sind ausgezeichnete Möglichkeiten, um sich neu zu konditionieren. Ein Verhalten, das Sie trainieren wollen, muss nämlich nicht in der Wirklichkeit stattfinden. Der erwünschte Trainingseffekt tritt auch dann ein, wenn sich die Handlung nur in Ihrem Kopf abspielt. Auch Spitzensportler nutzen diesen Effekt. Sie spielen ihren Bewegungsablauf in seiner ganzen Perfektion gedanklich durch und trainieren auf diese Weise, obwohl sie in Wirklichkeit mit ihrem Körper entspannt daliegen. Dennoch hat die Vorstellungsarbeit einen hervorragenden Trainingseffekt.

Indem Sie Ihre Visualisierung und die dazugehörigen Affirmationen immer wiederholen, vertiefen Sie Ihre neue Spurrille. Sie bilden eine neue Gewohnheit, die Sie selber frei gestaltet haben. Wenn sich das neue Verhalten tief genug eingegraben hat, dann fällt es Ihnen leicht, selbstbestimmt zu essen. Visualisierungen und Affirmationen sind eine Brücke auf dem Weg in Ihr gewünschtes Verhalten.

Diese Neukonditionierung schlägt sich sogar in einer Veränderung Ihrer Zellstruktur nieder. Wenn Ihr Gehirn lernt, bildet es neue Schaltstellen und Verbindungen zwischen den angesprochenen Gehirnzellen. Wiederholen Sie das Gelernte im Kopf häufig, wird die dafür notwendige Verbindung immer stärker ausgebaut. Je weiter entwickelt die Verbindungen in Ihrem Gehirn sind, desto leichter fällt es Ihnen, entsprechend zu denken, zu fühlen und zu handeln.

Visualisierungen und Affirmationen funktionieren natürlich nicht so, dass Sie einmal eine Bestellung aufgeben und am nächsten Tag kommt die Fee und liefert die gewünschten Verbesserungen. Die Vorstellungsarbeit ist ein Training, das mit der Zeit Ihr Denken und Ihre Vorstellungswelt verändert.

Viele Ratgeber zum Thema Essen und Abnehmen empfehlen, Sie sollten sich vorstellen, dass Sie ganz schlank wären. Die Idee dahinter ist, dass die Visualisierung Sie darin unterstützt, sich mit Ihrem schlanken Selbst so sehr anzufreunden, bis Sie dann wie von selbst auch so schlank werden. Das ist hilfreich, wenn Sie sich eine Motivation zum Abnehmen schaffen wollen.

Aber schlank sein ist ein Zustand und keine Handlung. Ich halte es für wesentlich effektiver, mit Ihren Visualisierungen direkt auf den

Kernpunkt von Essverhalten zu zielen. Der Kern ist Ihr bewusstes Nein und die anschließende Handlung: Nichtessen. Nichtessen meint all die kleinen Situationen, in denen Sie bewusst die Weiche stellen, ob Sie Nahrung zu sich nehmen oder nicht.

Eine Weiche für Nichtessen stellen Sie, wenn Sie im Supermarkt die Eiscreme in der Tiefkühltruhe liegen lassen, weil Sie dann nicht nachts um drei davon naschen können. Eine Weiche für Nichtessen stellen Sie, wenn Sie im Restaurant das kleine statt des großen Schnitzels bestellen, weil Sie nicht aufessen brauchen, was erst gar nicht auf Ihrem Teller liegt. Eine Weiche stellen Sie, wenn Sie beim abendlichen Fernsehen zwar voller Lust an die Chips denken, sich dann aber sehr erwachsen bewusst machen, dass es Ihnen eigentlich auch ohne Chips gelingen wird, den Abend zu einem guten Ende zu bringen. Sie bleiben auf dem Sofa sitzen und sparen sich nicht nur schlappe 500 Kalorien, sondern auch das schlechte Gewissen hinterher.

Wie sieht solch eine Visualisierung konkret aus, die ein neues Essverhalten auf den Plan ruft? Wie greifbar müssen Ihre Vorstellungen sein? Eine Visualisierung nimmt den Augenblick ins Visier, in dem Sie die Weiche stellen: Ich esse nicht. Wenn Sie nicht essen, müssen Sie stattdessen etwas anderes tun. Sie können visualisieren, wie Sie Ihren Einkaufswagen im Supermarkt einfach an der Kühltruhe vorbeichauffieren und ohne Umstände weiter zur Kasse gehen – und sich bei alldem völlig entspannt und gänzlich in Ihrer Mitte fühlen. In Ihrer Vorstellung bleiben Sie auf dem Sofa sitzen und greifen zu Ihrem Strickzeug, statt die Chips zu holen, und fühlen sich wunderbar behaglich und zufrieden.

Schauen Sie der erwachsen gewordenen Cora über die Schulter, wenn sie mit Visualisierungen und Affirmationen arbeitet, um wieder mehr Kontrolle über ihr Essverhalten zurückzugewinnen.

Für Cora ist Essen schon seit ihrer frühen Kindheit sehr wichtig. Mittlerweile ist Cora zweiundvierzig. Sie ist verheiratet und hat zwei Kinder großgezogen. Ihr Essverhalten von damals hat sie allerdings beibehalten. Sie hangelt sich von einer Leckerei zur anderen und belohnt sich nach jeder Tagesetappe, in der sie ihre Pflichten getan hat, mit einer leckeren Speise.

Ihr ist klar, dass diese Gewohnheit auf der Abschussliste steht, wenn sie an ihren zehn Kilo zu viel wirklich etwas ändern will. Vor allem abends erlaubt sie sich alles zu essen, auf das sie tagsüber aus Zeitgründen verzichten musste. Als ersten Schritt möchte sie ihre Abendmahlzeit in den Griff bekommen, denn da nimmt sie die meisten Kalorien zu sich.

Coras altgewohntes abendliches Essverhalten gestaltet sich folgendermaßen: Sobald sie in ihre Wohnung kommt, lässt sie alles stehen und liegen und marschiert zum Wohnzimmerschrank, in dem sie ihre Naschereien aufbewahrt. Noch im Stehen gibt es ihren «Begrüßungskeks». Während sie ihre Jacke aufhängt, ihre Schuhe im Flur abstellt und ihre Tasche ablegt, isst sie noch mehr davon. Danach zieht sie sich etwas Bequemes an und räumt allerlei verschiedene Lebensmittel aus dem Kühlschrank auf ihren Coachtisch vor dem Fernseher. Während sie durch die Fernsehprogramme zappt, isst sie sich munter durch ihr Sammelsurium an Lebensmitteln. Ungefähr um 21 Uhr kommt ihr Mann nach Hause. Zusammen essen sie in der Küche die offizielle Abendmahlzeit. Danach setzen sich beide wieder vor den Fernseher und Cora nascht weiter, bis beide schläfrig werden und ins Bett gehen.

Für ihr neues Verhalten stellt sie sich einen anderen Ablauf vor. Sie probiert in ihrer Fantasie erst etwas herum, bis sie diejenigen Vorstellungen gefunden hat, die ihr wirklich stimmig erscheinen. Danach sieht ihre Visualisierung folgendermaßen aus:

Sie kommt zur Tür herein und kümmert sich als Erstes darum, Jacke, Schuhe, Tasche an deren Platz zu verstauen. Dann geht sie in die Küche und schaltet das Teewasser an. Sie zieht sich bequeme Kleidung an. Sie achtet darauf, sich vorzustellen, dass sie das alles entspannt und locker tut. Jetzt kommt ein Moment der Ruhe für sie, bei dem sie sich auf ihr Sofa legt, ihre Beine hochlegt und für ein paar Minuten die Augen schließt. Nach der Ruhepause bereitet sie einen Tee zu und macht sich ein Brot zum Abendessen zurecht. Alles andere bleibt im Kühlschrank. Sie isst ihre Scheibe Brot in Ruhe am Küchentisch. Auch hier achtet sie wieder darauf, dass sie sich selbst in dieser Szene als ganz entspannt wahrnimmt. Den vorgestellten Rest des Abends verbringt sie auf ihrem Sofa. Sie trinkt Tee, sieht fern und kann sich warm zudecken. Sie achtet auch hier darauf, sich vorzustellen, dass es ihr gut geht, und auch darauf, dass sie während der Visualisierung entspannt ist. Cora stellt sich außerdem vor, wie sie ihren

Mann liebevoll begrüßt, er dann aber allein in der Küche seine Abendmahlzeit isst, während sie – wie immer ganz entspannt – bei ihrem Tee im Wohnzimmer bleibt. Sie schließt ihre Vorstellung damit ab, dass ihr Mann sich nach seinem Abendessen zu ihr aufs Sofa gesellt und sie sich über ihren Tag unterhalten.

Bei den ersten Visualisierungen gelingt es Cora noch nicht, ihre Fantasie mit einem entspannten Gefühl zu verbinden. Bei der Vorstellung, dass sie fernsieht und gar nichts dabei isst, ist sie anfangs noch nervös. Aber sie wiederholt diese Visualisierung weiter. Mit der Zeit schafft sie es immer besser, ruhig zu sein und sich auch in ihrer Visualisierung selbst als entspannt vorzustellen.

Nachdem sie diese Visualisierung eine Woche lang jeden Abend für eine Viertelstunde vor dem Schlafengehen geübt und sie dadurch gut verankert hat, probiert sie aus, ob sie auch in der Realität schon Wirkung zeigt. Sie kippt ihr altes Abendprogramm und hält sich stattdessen an den Ablauf ihrer Visualisierung. Es funktioniert – sie kommt glatt durch den Abend. Sogar vor dem Fernseher sitzend schafft sie es, nichts aus dem Kühlschrank zu holen. Ihren Mann hat sie vorgewarnt, dass er alleine essen muss. Weil er Coras Vorhaben unterstützt, nimmt er sein Abendessen alleine in der Küche ein. Immer wenn Cora an diesem Abend etwas einfällt, das sie essen könnte, konzentriert sie sich darauf, dass sie völlig entspannt ist und alles hat, was sie braucht, bis sie ins Bett geht.

Visualisierungen sind ein Spiel mit Gedanken. Visualisierungen sind eine Möglichkeit, Ihre Gedanken zu steuern, Situationen nach Ihrem Wunsch zu erfinden und Ihre Wunschvorstellungen so immer mehr zur Wirklichkeit werden zu lassen. Wenn Sie sich auf eine Woche Fasten vorbereiten, dann lesen Sie vielleicht ein Buch dazu. Das Buch vermittelt Ihnen Informationen über all das, was auf Sie zukommt. Dadurch entstehen vor Ihrem inneren Auge Bilder und Sie stellen sich auch gefühlsmäßig auf diese bevorstehende Erfahrung ein. In gewisser Weise ist das ein Visualisierungsvorgang. Statt diese Fantasie selbst auszugestalten, greifen Sie hier auf die Version jemandes anderen zurück.

Sie sind auf der einen Seite also häufig Ihren Essfantasien ausgesetzt, die ungebeten aus Ihrem Unbewussten aufsteigen, aber andererseits können Sie auch aktiv und bewusst mit Essfantasien spielen oder Ihr erwünschtes Essverhalten gedanklich neu erschaffen.

Selbstwirksames Essverhalten auf gedanklicher Ebene heißt, dass Sie über Ihren Essgedanken stehen. Das heißt nicht, Sie sollen die Essfantasien unterdrücken, denn das ist schwierig. Es geht vielmehr darum zu begreifen, dass Gedanken nicht wahr sind, dass Gedanken nicht die Kontrolle über Sie haben. Solange Sie die Fantasie nicht zur Wirklichkeit machen, wird Sie auch keine negativen Folgen für Sie haben. Sie können also denken, was Sie wollen, Sie können in den wüstesten Essfantasien schwelgen, entscheidend ist, wie Sie handeln. Lassen Sie Ihre Essfantasien kommen, lassen Sie sie zu. Experimentieren Sie mit ihnen.

Machen Sie sich ruhig immer wieder klar, dass Sie zwar Essfantasien haben, Sie Ihr Essverhalten dennoch sehr wohl steuern können. Machen Sie sich klar, dass Ihr Gedanke, Sie würden es nie schaffen, sich zu ändern, eben nur ein Gedanke ist. Sie können stattdessen denken, dass Sie gerade dabei sind zu lernen, Ihr Essverhalten richtig gut zu steuern, und dass Sie jeden Tag besser darin werden. Sie können von sich denken, dass Sie immer mehr in Ihre Selbstwirksamkeit hineinwachsen und daher auch immer besser mit Essen umgehen können. Sie werden Ihr Ziel erreichen und sich damit wohlfühlen.

Wenn Sie vor der Entscheidung stehen, ob Sie essen oder nicht, hilft Ihnen ein Check Ihrer Körpersignale. Sind Sie hungrig? Nein? Dann tun Sie das, was Sie auch tun würden, wenn Sie mit Ihrer Mahlzeit bereits fertig wären. Was wäre das? Weiterarbeiten? Noch ein bisschen sitzen bleiben? Lesen? Einen lästigen Anruf erledigen? Schlafen gehen? Abwaschen? Weil dieses Danach sowieso auf Sie zukommt, können Sie sich auch gleich damit befassen. Folgerichtig können Sie das Essen ohne Hunger davor ebenso gut unterlassen. Und wenn weitere Essfantasien kommen, dann heißen Sie diese herzlich willkommen. Sie können den Essgedanken sozusagen schalkhaft zuzwinkern, denn die werden Sie noch öfter heimsuchen. Aber nicht die Gedanken sind der Herr im Haus. Die Kontrolle über Ihre Handlungen liegt ausschließlich bei Ihnen.

Auch wenn Sie ständig Essfantasien haben – mit Ihnen ist wirklich alles in Ordnung. Sie sind trotzdem ein guter Mensch. Versprochen!

Essfantasien sind nur Gedanken. Diese Fantasien haben keine Macht über Sie und Ihr Essverhalten. Sie können aufhören, gegen Ihre

Fantasien zu kämpfen. Entspannen Sie sich, wenn sie kommen. Stellen Sie sich immer wieder vor, wie Sie Essen übrig lassen, und fühlen Sie, dass Sie dabei völlig gelöst sind. Machen Sie sich klar, dass Sie total entspannt sein werden, sobald Sie Ihr Essverhalten selbstwirksam gestalten können.

> **Selbstwirksam essen heißt, dass Sie Ihre negativen Gedanken über sich und Ihr Essverhalten sowie Ihre Essfantasien zunehmend entspannt an sich vorüberziehen lassen.**

Hier kommt eine Übung, bei der Sie mit Essfantasien spielen können:

Übung 8: «Das größte Buffet der Welt»

Die Übung besteht aus zwei Teilen. Erst visualisieren Sie für zehn Minuten, anschließend beantworten Sie die Fragen dazu. Nehmen Sie sich 20 Minuten Zeit, in denen Sie ungestört sind, und machen Sie es sich bequem. Für die Visualisierung können Sie einen Zeitmesser benutzen.

Visualisierung des Buffets: Stellen Sie sich vor, Sie stehen vor einem riesigen Buffet, wo es alle Speisen der Welt gibt, aufs Leckerste zubereitet. Sie können davon alles essen und so viel Sie wollen. Welche Speisen finden Sie am verlockendsten? Was suchen Sie sich aus? Wie schmecken Ihnen die Gerichte? Genießen Sie diese Situation?

Brechen Sie die Übung auf keinen Fall vorher ab, sondern halten Sie unbedingt für zehn Minuten durch. Lassen Sie sich auch von keinen andern Gedanken ablenken.

Anschließend beantworten Sie folgende Fragen zur Visualisierung:

- Konnten Sie sich die ganzen zehn Minuten hindurch wirklich auf das Essen konzentrieren oder sind Sie zwischendurch gedanklich abgeschweift?

- Fanden Sie dieses Gedankenspiel angenehm, unangenehm oder in anderer Hinsicht bemerkenswert?
- Haben Sie jetzt das Bedürfnis, eine dieser Speisen tatsächlich zu essen? Nehmen Sie zur Kenntnis, dass Sie sich auch Speisen vorgestellt haben, die Sie jetzt nicht essen wollen. Also folgt nicht nach jeder Essfantasie tatsächlich der Wunsch, diese Speise auch zu essen.

Wiederholen Sie diese Übung bei Gelegenheit, wenn Sie satt sind oder wenn Sie ein anderes Thema stark beschäftigt. Notieren Sie Ihre Ergebnisse stichpunktartig, um sie vergleichen zu können.

Kapitel 7:
Wenn der innere Erwachsene aus dem Haus ist, tanzt der Nimmersatt auf dem Tisch

Im letzten Kapitel haben Sie gesehen, wie sich uns die Gedanken aufdrängen und wie Sie das unter Druck setzen kann, wenn Sie nicht essen wollen. Nun haben Sie aber gelernt, wie Sie damit umgehen können. Bei der nächsten Fantasie können Sie sich entspannen und sogar mit den Gedanken ans Essen spielen. Außerdem können Sie einen neuen Umgang mit Essen visualisieren, Ihre angestrebten neuen Gewohnheiten auf diese Weise durchspielen und trainieren. So lösen Sie sich auch von dem Gefühl, Ihren Essgedanken ausgeliefert zu sein.

Der Übergang von Gedanken zu Gefühlen ist recht fließend. Sie fantasieren und reagieren darauf sofort mit Gefühlen. Umgekehrt beeinflussen Ihre Gefühle auch die Art, wie Sie denken. Wenn Sie traurig oder niedergeschlagen sind, denken Sie eher pessimistisch, wogegen Sie bei bester Laune ganz zuversichtliche Gedanken hegen.

Wenn Sie sich in Gedanken einen negativen Ausgang für eine Situation ausmalen, ziehen Ihre Gefühle nach. Sind Sie z. B. schon in Gedanken sicher, die Führerscheinprüfung nicht bestehen zu können, macht sich ein Gefühl der Angst und Mutlosigkeit in Ihnen breit. Glauben Sie hingegen, die beste Fahrschülerin Ihres Jahrgangs zu werden und mit Stern zu bestehen, dann sind Sie beschwingt und voller Vorfreude. Im Grunde können Sie über Ihre Gedanken frei verfügen. Sie können Ihre Fantasien nach eigenem Willen in eine wünschenswerte Richtung lenken. Selbstwirksamen Menschen fällt es in der Regel leicht, positiv zu denken. Ihre selbstwirksamen Gedanken, das Essverhalten ganz wunderbar steuern zu können, geben Ihnen Zuversicht, Vorfreude, Schwung und Kraft. Und diese Gefühle sorgen dafür, dass Sie Ihr Ziel mit Energie weiterverfolgen.

Ihr Nimmersatt ertrinkt im Meer kindlicher Gefühle

Vernichtende Gedanken über Ihr eigenes Essverhalten wirken sich ungünstig auf Ihre Gefühle aus. Erlernte Hilflosigkeit ist eigentlich ein Mix aus negativen Gedanken und den daraus folgenden negativen Emotionen. Wenn Sie sich selbst im Kopf als hilflos darstellen, führt das unweigerlich dazu, dass Sie sich hilflos fühlen, das heißt frustriert, ohne Hoffnung, wert- und energielos. Und in diesem Gefühlszustand verlangt es Sie zu essen – ein Teufelskreis. Dieses Muster ist Ihnen zwar möglicherweise zutiefst vertraut, aber verstehen Sie auch, warum Sie essen wollen, wenn Sie sich schlecht fühlen? Warum können Sie dann nicht einfach etwas anderes tun? Warum ist «schlecht fühlen» ein Reiz, der Ihr Essensmuster ablaufen lässt?

Hilfloses Essverhalten auf der Gefühlsebene zeigt sich darin, dass Sie den Eindruck haben, Sie könnten oder wollten Ihre Empfindungen nicht länger aushalten und müssten deshalb sofort etwas essen. Sie überlassen sich dem Gefühl – und essen. Ist das Gelage vorüber, kommt Ihnen Ihr Verhalten selbst merkwürdig vor. Sie nehmen sich immer wieder vor, sich das nächste Mal auf keinen Fall so gehen zu lassen. Wenn dann die nächste Essorgie ins Haus steht, sieht die Sache wieder ganz anders aus, oder vielmehr: Sie fühlt sich ganz anders an. Und zwar so unangenehm aufgeladen, dass Sie meilenweit entfernt sind von Ihrem vernünftigen Entschluss, doch bitte auf das Sättigungsgefühl zu achten. Sie sind in gewisser Weise kopflos – warum, das werden Sie später noch sehen. Sie greifen wie fremdgesteuert immer wieder zum gleichen Rezept, um wieder ruhig zu werden – und essen drauflos. Es ist fast so, als wären Sie nicht Sie selbst. Sie sind keineswegs der erwachsene, lebenserfahrene Mensch, der abwägt und ruhig entscheidet, ob er genug gegessen hat. Auf diese Persönlichkeit haben Sie in dem Moment, wo Sie auf den Kühlschrank zustürmen, kaum noch Zugriff.

Halten wir fest: Ihre Gefühle sind der Reiz, der Ihr vertrautes Reaktionsmuster ablaufen und Sie essen lässt. Auslöser sind zum Beispiel Wut, Neid oder Trotz: Gefühle, die eine starke Erregung mit sich bringen. Aber auch Leere, Trauer, Lustlosigkeit oder Langeweile, die sich durch einen Mangel an Erregung auszeichnen, können Essen auslösen. Gelernt haben Sie dieses Reiz-Reaktions-Muster durch Erfahrungen in Ihrer Kindheit. Auch wenn dieses Muster sehr vertraut und infolgedessen bequem ist, stellt Essen keine angemessene Erwiderung auf einen Gefühlszustand dar. Essen soll ja eigentlich satt machen und die körperliche Kraft erhalten, aber nicht mehr. Und wenn Sie satt sind, ist Essen nicht die richtige Antwort auf dramatische Gefühle.

Gehören auch Sie zu den Menschen, deren geheimes Credo lautet: «Ich fühle mich schlecht, also esse ich»? Erleben auch Sie diese Abspaltung des haltlosen Essers von der vernünftigen, erwachsenen Person, die Sie normalerweise im Alltag sind? Für diesen Sprung in verschiedene Gefühlszustände, in denen Sie auch handeln wie ausgewechselt, gibt es eine sehr einleuchtende Erklärung. Sie verfügen nämlich nicht nur über ein Ich, so wie Sie sich als Erwachsener sehen und fühlen, sondern auch noch über andere Ich-Zustände. Ich-Zustände? Wie bitte? Alles schön der Reihe nach …

Der amerikanische Psychiater Eric Berne hat Mitte des letzten Jahrhunderts die sogenannte Transaktionsanalyse begründet, die bis heute von verschiedenen Fachleuten weiterentwickelt wird. Die Transaktionsanalyse arbeitet mit drei Ich-Zuständen, die jeder in sich trägt: dem Kindheits-Ich, dem Eltern-Ich und dem Erwachsenen-Ich.

Das Kindheits-Ich speichert jedes Erlebnis ab. Dazu gehört alles, was das Kind in einer Situation sieht und hört, vor allem aber, was es fühlt. All diese Sinneseindrücke und Gefühle eines Momentes werden wie in einem Schnappschuss aufgenommen und als Set gespeichert. Das Kindheits-Ich reagiert gefühlsbetont und spontan, aber nicht vernünftig. Es fühlt, wie die Welt ist.

Weil Kinder viele Zusammenhänge noch nicht vernünftig erfassen oder verstehen, aber auf viele Ereignisse heftig reagieren, sind ihre Gefühle der Situation häufig nicht angemessen, zumindest aus Sicht eines Erwachsenen. Wenn Sie schon mal das heulende Elend eines zweijährigen Kindes erlebt haben, dessen frisch gekauftes Eis gerade auf den Boden geklatscht ist, dann verstehen Sie, was ich meine. Das Kind gerät außer sich, schreit und weint. Es erlebt den Verlust seiner Leckerei in diesem Moment mit Haut und Haar – gefühlsbetont und ganz und gar nicht vernünftig. Obwohl seine Gefühle aus Erwachsenensicht der Situation nicht angemessen sind, kann es gar nicht anders handeln. Aus seiner kindlichen Sicht erlebt das Kind mitnichten eine Belanglosigkeit, sondern ein furchtbares Drama, und seine Gefühle übermannen es regelrecht. Das Kindheits-Ich entwickelt folgendes Gefühls-Set: Vorfreude, Verlust, Enttäuschung, Drama.

Im kindlichen Gehirn brennt sich ein emotional angereicherter Schnappschuss ein, eine Mischung von Auslösereiz, Sinneswahrnehmungen und Gefühlen, die nun als Set gespeichert ist. Solch ein emotionaler Schnappschuss bleibt bestehen und ist abrufbar, selbst wenn der Mensch reift und erwachsen wird.

Auch wenn wir scheinbar noch so erwachsen sind – wir alle haben solche Sets abgespeichert. Der richtige Reiz kann dann dieses Gefühlspaket in uns abrufen und uns in unser Kindheits-Ich zurückbeamen. In diesem Zustand sind wir nur noch äußerlich eine erwachsene Person. In unserer Gefühlswelt und mitunter auch in unseren Handlungen sind wir das Kind von damals. Diesen Vorgang nennt die Transaktionsanalyse «in das Kindheits-Ich zurückfallen». Wir *sind* unsere Gefühle und handeln so, wie sie es uns eingeben.

Aber Gefühle aus dem Kindheits-Ich sind schwer auszuhalten. Diese Emotionen sind nicht durch Vernunft gedämpft, sondern verschlingen uns mit Haut und Haar. Sie fühlen sich absolut echt an, so als befänden wir uns tatsächlich mitten in einer Katastrophe. Unsere Angst, unsere Wut, unser Frust sind intensiv und wir fühlen uns ihnen ausgeliefert. Es wäre uns lieber, all das nicht aushalten zu müssen und sofort unseren Seelenfrieden zurückzubekommen. Wir sind sicher, die Situation können und wollen wir nicht mehr länger ertragen. Also suchen wir nach einer Lösung, um diese Gefühlsflut abzustellen. Viele von uns haben gelernt, dass wir Gefühle mit Essen in Schach halten können. Also essen wir, um starke und unangenehme Emotionen zu zügeln.

Immer wenn ein Kind aufgewühlt ist und ein Erwachsener es mit Essen beruhigt oder ablenkt, wird dieses Muster trainiert. Weint der

Kleine, weil sein Hamster tot im Käfig liegt, ist es fatal, ihn mit einer Laugenstange zu trösten. Ist die Kleine wütend, weil Papa nicht mit ihr in den Zoo geht, dann wird mit einer Tüte Chips zur Aufheiterung eine falsche Weiche gestellt.

Wenn Sie als Kind diese Art des Gefühlsmanagements erlernt haben, dann gibt es eine gewisse Wahrscheinlichkeit, dass Sie dieses Verhaltensmuster als Erwachsener beibehalten. Jedes Mal, wenn Sie eine Emotion aus Ihrem Kindheits-Ich empfinden, greifen Sie zu und essen. Mit Lebensmitteln können Sie heftige Gefühle aus Ihrem Kindheits-Ich hinunterschlucken.

Was aber, wenn Sie gar nichts spüren, so als hätten Sie keinerlei Gefühle? Wenn Sie sich nur leer fühlen und gerade deswegen essen?

Zuerst einmal vorweg: Es gibt sie, die Eltern, die ihre Kinder nicht nur lieben, sondern auch fähig sind, ihnen einen angemessenen Umgang mit den eigenen Gefühlen zu vermitteln und vorzuleben. Allerdings setzt das voraus, dass die Eltern diese förderliche Handhabe ihrer eigenen Gefühle selbst erlernt haben. Bot ihre eigene Kindheit dazu keine Gelegenheit, dann konnten sie auch Ihnen nicht vermitteln, wie Sie gut mit Ihren Gefühlen zurechtkommen können. Sie haben Sie dennoch in der besten Absicht erzogen.

Werden bestimmte Gefühle von Eltern als schwierig und bedrohlich erlebt, ist der einfachste und naheliegendste Trick, damit umzugehen, einfach so zu tun, als gäbe es keine Gefühle.

Verspürten Sie als Kind eine Emotion, die nicht erlaubt war, dann bot Essen eine gute Ablenkung und eine unverfängliche Möglichkeit zum Handeln. Sie haben gegessen, anstatt unerwünschte Gefühle zu zeigen und somit «schwierig» oder «fordernd» zu sein.

Ihre Gefühle nicht mehr wahrzunehmen, machte es Ihnen auch schwer, Ihre Körpersignale zu spüren. Sie haben sich nicht nur von Empfindungen wie Wut oder Trauer abgeschnitten, sondern auch von Ihren Hunger- und Sättigungsgefühlen. Dieses Unvermögen, mit Emotionen und Körpersignalen umzugehen, haben Sie möglicherweise bis heute beibehalten, obwohl Sie erwachsen sind.

Fühlen heißt, Sie sind mit sich selbst in Kontakt. Da, wo Sie keine Emotionen empfinden, wo Sie sich selbst nicht spüren können, bleibt eine Leere. Und dieses Nichts ist sehr irritierend. Es bereitet Beklemmungen und erzeugt eine unterschwellige Unruhe in Ihnen. Sie merken genau, dass irgendetwas nicht stimmt. Sie brauchen den Kontakt zu sich selbst, sonst fehlt Ihnen einfach ein wichtiger Teil an Lebensqualität. Weil Sie diese Lebensqualität haben wollen, suchen Sie nach dem richtigen Mittel, um Ihre Leere zu füllen. Sie erhoffen von Essen genau das: Ihre Leere zu füllen und sich Zufriedenheit und Erfüllung zu schenken. Dieses Gefühlsvakuum macht sich besonders dann bemerkbar, wenn Sie nichts zu tun haben. Mit sich selbst können Sie sich nicht wohlfühlen – also müssen Sie irgendetwas tun. Lebensmittel sind immer greifbar und lenken Sie ab. Solange Sie essen, sind Sie beschäftigt und spüren Ihre Unausgefülltheit nicht.

Weil aber nicht Hunger Ihr Problem ist, sondern die gekappten Verbindungen zu Ihren Emotionen, kann das Essen für Sie nur wenig ausrichten. Egal, wie viel Sie zu sich nehmen und wie verzweifelt Sie damit versuchen, ein Erfüllungs-Set auszulösen, die Leere bleibt. Deswegen müssen Sie immer weiteressen. Es ist nie genug. Sie sind ein kleiner Nimmersatt auf der unerfüllten Suche nach Zufriedenheit mit sich selbst. Sie haben einfach nicht gelernt, Kontakt zu sich selbst zu halten und Selbstzufriedenheit aufzubauen.

Jetzt könnten Sie auf die Idee kommen, streng mit sich zu sein, damit Sie endlich aufhören zu essen. Das kennen Sie aus Ihrer Kindheit. Um Regeln und Disziplin einzuhalten, brauchen Sie allerdings einen anderen Ich-Zustand: Ihr Eltern-Ich.

Das Eltern-Ich haben Sie als Kind genauso abgespeichert wie Ihr Kindheits-Ich. Beide befinden sich in einem ständigen Zwiegespräch. In Ihrem Eltern-Ich befinden sich alle Urteile, Gebote und Verbote, die Ihnen durch Erziehung vermittelt wurden. Ihr Eltern-Ich führt seit damals ein Eigenleben in Ihnen. Es ist wie ein innerer Richter, der beurteilt, was gut oder schlecht, richtig oder falsch ist. Waren Ihre Eltern besonders streng, dann haben Sie auch ein besonders strenges Eltern-Ich. Wenn Sie das beim Erwachsenwerden nicht allmählich verabschieden konnten, dann holen Sie vielleicht heute noch sich selbst gegenüber den erhobenen Zeigefinger hervor, mit dem Sie früher der Vater in die Schranken gewiesen hat.

Eltern-Ich und Kindheits-Ich können in einen dauerhaften Konflikt geraten. So ist keine innere Ausgeglichenheit herstellbar. Sie sind hin- und hergerissen im Gezerre darum, was richtig oder falsch ist, was sich gut oder schlecht anfühlt. Was richtig für Ihr Eltern-Ich ist, fühlt sich schlecht für Ihr Kindheits-Ich an und umgekehrt. Auf dieser Ebene lässt sich der Kampf nicht befrieden. Eine Seite wird immer unzufrieden und frustriert sein. Ihr innerer Eltern-Kind-Konflikt zeigt sich als ein Hin- und Herkippen im Essverhalten zwischen strengen Diätphasen und ausufernden Essgelagen.

Das eigene, gut gemeinte, zielorientierte Nein, das dabei helfen soll, sieben Kilo abzunehmen, kann Ihren heißesten Trotz heraufbeschwören. Wenn Ihnen eine Diät das Recht aufs Toastbrot versagt, kann dieses Nein Ihr Frustrations-Set aus Kindertagen wiederauferstehen lassen. Dieses Gefühl kocht dann in Ihnen, ob Sie das nun vernünftig finden oder nicht. Und diese schwelende Wut auszuhalten, kann Sie wirklich Nerven kosten. Je lauter Sie sich schelten und zur Vernunft gemahnen, je mehr Sie sich beim Essen gängeln, desto stärker geraten Sie möglicherweise in Trotz und Wut.

Viel einfacher ist es da, dem Kind in Ihnen nachzugeben, es gewähren zu lassen, es siegen zu lassen, damit es essen kann, was es will – Hauptsache, es wird wieder friedlich und ruhig und Sie kommen wieder in ein gelassenes Fahrwasser.

Dieser bewegte und äußerst dramatische Konflikt, der viel Energie verbrennt, verhält sich wie ein Stellungskrieg, der sich jahrzehntelang hinziehen kann und der geradezu dafür sorgt, dass sich an Ihrem Essverhalten nichts zum Guten ändert. Denn dazu bräuchte es einen Schlichter, einen neutralen Dritten, der die beiden Streithähne Kindheits- und Eltern-Ich zur Räson bringt. Diesen neutralen Dritten gibt es tatsächlich. Sie haben ihn in sich: Ihr Erwachsenen-Ich.

Mit kindlichen Emotionen erwachsen umgehen

Das Erwachsenen-Ich beginnt sich bereits zwischen dem 8. und 10. Lebensmonat zu entwickeln, ist aber noch lange Zeit unerfahren und ungefestigt. Erst im Alter von ungefähr acht Jahren werden Sie zunehmend sicherer darin, die Aussagen anderer kritisch zu überprüfen und Ihre eigenen Erfahrungen auszuwerten.

Ihr Erwachsenen-Ich besteht weder aus Gefühls-Sets, wie das beim Kindheits-Ich der Fall ist, noch aus abgespeicherten Ge- und Verboten wie beim Eltern-Ich. Ihr junges Erwachsenen-Ich hat sich nicht damit begnügt, einfach nur abgespeicherte, alte Gefühle aufzurufen oder Vorgelebtes zu übernehmen. Es sammelt neue und eigene Erfahrungen. Sie haben vieles ausprobiert und dabei überprüft, ob die Wirklichkeit so ist, wie Sie es von Ihren Eltern und anderen Bezugspersonen vermittelt bekommen haben. Sie haben selbst herausgefunden, dass Ihre Augen nicht «stehen bleiben», wenn Sie jemand beim Schielen erschreckt. Sie haben festgestellt, dass auch Erwachsene nicht immer die Wahrheit sagen. Ihr Erwachsenen-Ich hat alte Regeln verworfen und dafür seine eigenen aufgestellt.

Heute erkennt Ihr Erwachsenen-Ich aber auch mehr oder weniger gut, dass die meisten Gefühlsdramen aus Ihrem Kindheits-Ich übertrieben sind. Im Laufe Ihres Erwachsenwerdens haben Sie gelernt, Situationen zu bewerten. Sie vermögen einzuschätzen, welche Gefühle als Reaktion auf eine Situation angemessen sind oder nicht. Sie haben gelernt, Ihre Emotionen einzuordnen, sie zu meistern und eine sinnvolle Handlung aus ihnen abzuleiten. Mit Ihrem Erwachsenen-Ich erkennen Sie, dass ein Gefühlsausbruch übertrieben wäre, falls Ihnen Ihr Eis herunterfällt. Vielleicht ärgern Sie sich etwas, aber Sie bekommen keinen Tobsuchtsanfall.

Ihr Erwachsenen-Ich konnte sich ein Stück weit vom Vorbild Ihrer Eltern lösen und neue Wege gehen. Auch das Kindheits-Ich haben Sie teilweise hinter sich gelassen. So sind Sie zunehmend unabhängig geworden und haben ganz persönliche Verhaltensweisen, Lösungswege und Gewohnheiten entwickelt. Dieser Prozess gelingt Ihnen umso besser, je stärker Sie sich als selbstwirksam wahrnehmen. Immer dann, wenn Sie sich hilflos fühlen, ist es schwer, die angelegten Trampelpfade Ihres Kindheits- und Eltern-Ichs zu verlassen und in Ihr Erwachsenen-Ich zu schlüpfen.

Sehen wir uns das Zusammenspiel dieser drei Ich-Zustände anhand einer Packung mit Schaumküssen an. Ihr Kindheits-Ich hat riesige Lust, Schaumküsse zu essen, je mehr, desto besser. Wenn Sie dieses Ich gewähren lassen, dann isst es vielleicht eine ganze Schachtel mit 16 Schaumküssen auf, um danach große Übelkeit festzustellen. Ihr Kindheits-Ich isst, indem es einfach allen seinen Lustimpulsen folgt, egal, ob ihm das guttut oder nicht, egal, ob es davon dick wird oder nicht.

Natürlich schaltet sich hier Ihr Eltern-Ich ein: «Du hattest heute schon etwas Süßes. Das reicht. Es gibt keinen Schaumkuss mehr.» Ihr

Eltern-Ich stellt Regeln auf wie «Einmal am Tag etwas Süßes reicht». Mit vernünftigen Maßstäben will es das Kindheits-Ich kontrollieren. Allerdings geht eine solche Maßnahme nicht auf die emotionale Lage des Kindes in Ihnen ein. Ihr Eltern-Ich sagt streng einfach Nein zu den Schaumküssen und kümmert sich nur bedingt darum, ob das Kind in Ihnen voller Frust zurückbleibt. Kindheits- und Eltern-Ich hängen durch die Wiederholung alter Muster und durch ihre Voreingenommenheit oft in alten Essspielen fest, anstatt herauszufinden, ob es andere Lösungen für diesen Zwiespalt geben könnte.

Wie geht ein Erwachsenen-Ich an eine Packung Schaumküsse heran? Sie bekommen Lust auf die Nascherei. Die erste schmeckt sehr lecker, die zweite auch. Die dritte schmeckt gut und die vierte nur noch mittelmäßig. Nach der fünften haben Sie einen Widerwillen gegen jeden weiteren Schaumkuss. Sie hören auf zu essen. Diesmal ist es Ihre eigene Entscheidung. Nicht ein Verbot aus dem Eltern-Ich beendet das Naschen, sondern die aufmerksame und bewusste Wahrnehmung, dass kein weiterer Schaumkuss Ihnen schmecken würde. Ihr Erwachsenen-Ich hat diese Erfahrung bereits ausgewertet und eine Lehre daraus für sich gezogen. Das Nein kommt also nicht von verinnerlichten strengen Eltern, sondern aus der eigenen Erfahrung und der Sorge um Ihr eigenes leibliches Wohl.

Ihr Erwachsenen-Ich nimmt sich die Freiheit, neue Erfahrungen zu machen. Es handelt und wertet anschließend aus, welche Wirkung sein Tun gebracht hat. Es kann die Gefühle Ihres Kindheits-Ichs einbeziehen, ohne sich von ihnen vereinnahmen zu lassen oder ihnen ausgeliefert zu sein. Es kann die Regeln des Eltern-Ichs in seine Auswertung mit einbeziehen, ist aber so frei, sie zu hinterfragen, zu verwerfen, abzuwandeln oder sie als gut zu bestätigen.

Auf diese Weise können Sie sich auch heute noch ein erwachsenes Essverhalten erarbeiten. Ihr Erwachsenen-Ich kann sich dafür entscheiden, einen Tag lang bis 17 Uhr nichts zu essen. Es wird Sie dabei durch den Tag begleiten und aufmerksam wahrnehmen, wie Sie sich fühlen und welche Auswirkungen der Verzicht auf Körper, Emotionen und Tagesgestaltung hat. Anschließend ist Ihr Erwachsenen-Ich imstande, dieses Experiment auszuwerten. Vielleicht stellt sich als Ergebnis heraus, dass es ganz angenehm für Sie ist, bis 13 Uhr nichts zu essen.

Wenn Sie das nächste Mal in einem Meer kindlicher Gefühle zu ertrinken drohen, können Sie auf Ihr Erwachsenen-Ich umschalten. Zunächst einmal erkennt Ihr Erwachsenen-Ich dann, dass Ihr Kindheits-Ich Gefühle aus einem alten Set hervorholt, die in der betreffenden Situation nicht angemessen sind. Ihr Erwachsenen-Ich wird außerdem dafür sorgen, dass Ihr Eltern-Ich jetzt nicht bewertet, auf seine Prinzipien pocht und dadurch die Gefühlslage weiter zuspitzt.

Jetzt kann Ihr Erwachsenen-Ich einen Mittelweg suchen. Es beruhigt das Kindheits-Ich und berücksichtigt gleichzeitig tatsächliche Notwendigkeiten. Es kann jetzt Handlungsmöglichkeiten finden, die beide Anliegen, die des inneren Kindes und die der wirklichen Lebensanforderung, unter einen Hut bringen. Das Erwachsenen-Ich vermittelt zwischen beiden Seiten und bleibt dabei gut geerdet im Hier und Jetzt.

Ihr Erwachsenen-Ich stellt nicht ein für alle Mal Regeln auf, die Sie dann auf ewig einhalten müssen. Es ist imstande, immer wieder unvoreingenommen zu erleben und neu zu bewerten. Wenn Regeln geändert werden müssen, damit Sie sich wohlfühlen können, dann wird Ihr Erwachsenen-Ich dies tun. Es kann sich entscheiden, Torte zu essen, dann aber auch dafür sorgen, dass Ihr Eltern-Ich in kein strafendes Maßregeln verfällt und Ihr Kindheits-Ich verletzt. Ihr Erwachsenen-Ich kann sich entscheiden, dem Ess-Impuls Ihres Kindheits-Ichs nicht nachzugeben und in seinem Nein zum Heringsalat mit Schwarzbrot hundertprozentig strikt zu bleiben. Gleichzeitig kann es die Emotionen seines Kindheits-Ichs – Trotz, Frustration, Unglück, Enttäuschung – zulassen und diese liebevoll begleiten.

Ihr Erwachsenen-Ich ist imstande, genau zu beobachten, was mit dem Kindheits-Ich in Ihnen geschieht, wenn Sie anstatt Heringssalat zu essen Schuhe putzen oder auf dem Sofa liegen. Es wird bewusst wahrnehmen, wie Sie sich beim Reinigen der Stiefel fühlen, und es wird am Ende aufmerksam feststellen, dass Sie mehrere Stunden hinter sich gebracht haben, ohne den Heringssalat gegessen zu haben. Es stellt belustigt fest, dass stattdessen möglicherweise plötzlich der Feierabendkrimi im Fernsehen wichtiger wird oder dass Sie lieber ein heißes Bad genießen wollen. Oder Ihr Erwachsenen-Ich bemerkt, Sie sind traurig, weil Ihr Flirt nicht anruft. Es kann alles beobachten, was an Körpersignalen, an Gedanken und Fantasien und Gefühlen in Ihnen ist, ob Sie nun Heringssalat gegessen haben oder nicht.

Ihr Erwachsenen-Ich ist achtsam, denn es hält nicht voreingenommen an alten Regeln, Bewertungen und Vorstellungen fest. Es wird nicht durch eingebrannte Sets aus der Kindheit gesteuert, sondern durch einen reichen, selbst erworbenen Erfahrungsschatz, der viele unterschiedliche und fein abgestufte Verhaltensweisen abrufen kann. Das Erwachsenen-Ich besteht nicht aus abgespeicherten und damit sehr eingefahrenen Positionen, sondern erlebt wach und mitfühlend im Hier und Jetzt Wirklichkeit. Es kann unabhängig denken und alles kritisch hinterfragen. Es nimmt immer wieder offen und unvorbelastet wahr, was geschieht. Ihr Erwachsenen-Ich ist selbstwirksam, denn es kann sehr beweglich mit den Anforderungen Ihres Lebens umgehen. Es passt sein Verhalten immer wieder dem Augenblick an. Sie gestalten frei, Sie stellen die Weichen und bestimmen Ihre Richtung. Achtsamkeit, Selbstwirksamkeit und Erwachsenen-Ich, diese drei Haltungen gehen eine wunderbare Beziehung miteinander ein, die Sie dabei unterstützt, verstärkt selbstwirksam zu leben und zu essen.

Das Erwachsenen-Ich ist Ihr Retter in der Not, Ihr neutraler Dritter, wenn Sie sich beim Esskampf in einen Stellungskrieg hineinmanövriert haben, in dem Vernunft gegen Esslust kämpft und Disziplin gegen Gefühl. Ihr Erwachsenen-Ich kann eine dritte Position entwickeln, die weder dem Trotz des Kindes noch der starren Kontrolle des Eltern-Ichs auf den Leim geht. Das Erwachsenen-Ich kann in der Sache klar und kompromisslos sein, aber in der Beziehung zum Kind trotzdem beschützend und liebevoll. Es kann das gefühlsgebeutelte Kind, das nicht essen darf, wertschätzend und behutsam begleiten.

Wie in allen Beziehungen müssen auch diese beiden Ich-Zustände anfangs Vertrauen zueinander fassen. Wenn Sie gerade erst damit beginnen, Ihr Erwachsenen-Ich auszubilden und in Einsatz zu bringen, reagiert Ihr Kindheits-Ich voraussichtlich erst einmal misstrauisch und vorsichtig, vor allem dann, wenn es mit dem Eltern-Ich schmerzliche Erfahrungen gemacht hat. Das fordert Ihrem Erwachsenen-Ich viel Geduld und Einfühlungsvermögen ab. Zaghaft beginnen die beiden die ersten gemeinsamen Ausflüge in neue Verhaltensweisen. Doch mit der Zeit lernen sich Kindheits- und Erwachsenen-Ich besser kennen und einschätzen. Ihr inneres Kind erlebt Ihren inneren Erwachsenen als zuverlässigen Begleiter und gewinnt mit der Zeit Vertrauen.

Durch Unterstützung des Erwachsenen-Ichs wird es Ihrem kindlichen Anteil möglich, heftige und schlimme Gefühle durchzustehen. Es lernt, dass es seine Empfindungen aushalten kann, und reift an dieser Erfahrung. Es kann erleben, wie schlechte Emotionen vorübergehen und wieder eine schöne Stimmung Einzug ins Innere hält. So lernt dieser sehr gefühlsempfängliche Teil in Ihnen, dass er Vertrauen in alle Gefühlsprozesse haben kann und auf ein Happy End hoffen darf, auch wenn es zwischendurch mitunter sehr turbulent werden kann. Allmählich gewinnt Ihr inneres Kind eine größere Gelassenheit, auch wenn es einmal heißt: «Nein. Keine Schokolade!»

Das Vertrauen des Kindheits-Ichs hilft Ihnen dabei, mit Essgelüsten erwachsen umzugehen. Sie dürfen die Lust auf Pizza fühlen und können gleichzeitig Ihr Nein standhaft hochhalten. Ihr Kindheits- und Ihr Erwachsenen-Ich halten diesen Widerspruch gemeinsam aus.

Ihr Erwachsenen-Ich wiederum lernt genau zu unterscheiden, ob sich auftauchende Emotionen auf das Hier und Heute beziehen oder ob es alte, wieder abgespielte Gefühls-Sets aus dem Kindheits-Ich sind, die der aktuellen Situation nicht angemessen sind.

Wie Sie Gefühle fühlen, statt sie mit Essen hinunterzuschlucken

Nicht zu essen, erlaubt Ihnen wahrzunehmen, was Sie fühlen. Sie können sich mit Pizza von Ihren Gefühlen ablenken und nach der Pizza damit, sich über Ihre Inkonsequenz zu ärgern. Oder Sie können nichts essen und einfach fühlen, was in diesem Moment mit Ihnen los ist. Möglicherweise erleben Sie gerade heftige Emotionen. Oder Sie erleben eher schwammige Befindlichkeiten, die Sie schwer einordnen und schon gar nicht in Worte fassen können. Nicht hinter jedem Essgedanken steckt ein Drama. Steigen Sie reflexartig aus der Selbstwahrnehmung aus, sobald ein unerwünschtes Gefühl auftaucht, dann tun Sie das aus einer Gewohnheit heraus.

Aber Sie können auf eine andere Gewohnheit umsteigen. Sie können üben, sich öfter wieder wahrzunehmen, näher bei sich zu sein. Sie können in kleinen Schritten des Alltags trainieren, so zu sein, wie Sie sind, Ihren eigenen Standpunkt zu spüren und damit Ihren Platz einzunehmen. Lernen Sie sich anzunehmen mit all dem Drum und Dran Ihrer Innenwelt, mit all Ihren Bedürftigkeiten und Regungen, mit aller Ihrer Unklarheit und Entschlossenheit, die in Ihnen gebündelt ist.

Meist sind es kleine, harmlose Befindlichkeiten und Zustände, die Sie mit Essen zudecken. Es lohnt sich, einmal auf die Nahrungszufuhr zu verzichten und stattdessen den kleinen Alltagsverwerfungen zu begegnen und daran zu erkennen, dass Sie aushalten können, was mit Ihnen passiert. Sie merken, dass Ihre Welt nicht zusammenbricht, wenn Sie nichts essen. Sie stellen fest, dass Ihre Irritation über eine Stunde ohne Essen schnell vergeht und Sie die Zeit recht mühelos verkraften können. Was mit Ihnen passiert, wenn Sie nicht essen, ob dieser Moment harmlos oder unerträglich sein wird, das können Sie nur auf eine einzige Art und Weise herausfinden: Lassen Sie Ihren Teller stehen und beobachten Sie, was passiert. Das ist erwachsenes – und achtsames – Essverhalten.

Gut möglich, dass sich starke Emotionen zeigen. Sie fühlen sich alleingelassen. Sie sind traurig. Und manchmal lässt sich der Grund dafür nicht schnell mit einem heißen Bad aus der Welt schaffen. Was ist, wenn Sie zu viel essen, weil Sie einsam sind und schon seit sieben Jahren unfreiwillig Single? Das ist dann tatsächlich etwas, was es auszuhalten gilt. Wenn das Essen als Thema zur Seite tritt, können sich Lebensthemen enthüllen, die schmerzhaft oder belastend sind. Wäre es da nicht angenehmer, all das mit Essen zuzudecken? Warum sich auch noch das Trostpflaster entziehen?

Essen ist häufig ein Ablenkungsmanöver, ein Nebenschauplatz, den Sie möglicherweise zum Hauptschauplatz hochstilisieren, um vom eigentlichen Thema ablenken zu können. Und warum tun Sie das? Der Kampf ums Essen ist vielleicht schmerzhaft, aber immer noch weniger schmerzhaft als Ihr eigentliches Thema, welches dahinterliegt. Außerdem holen Sie sich ein zusätzliches Problem ins Boot.

Wahrscheinlich ahnen Sie im Hinterkopf, was wirklich bei Ihnen im Argen liegt, denn Ihr Lebensthema holt Sie in Ihrem Alltag immer wieder ein. Dann werden Sie jedes Mal unruhig und Ihr Essbedürfnis meldet sich eindringlich. Sie inszenieren eine neue Runde Essdrama im Vordergrund und lenken damit sich (und vielleicht auch andere) von der eigentlichen Tragödie im Hintergrund ab. Dieses Spiel können Sie ein Leben lang treiben, ohne mit dem Vordergrundthema Essen oder mit dem Hintergrundthema weiterzukommen.

Oder Sie stoppen das Essen und stellen sich dem, was hinter diesem Drama lauert. Das kann eine Krise auslösen. Aber wenn Sie Ihrem Kernproblem ins Auge sehen und sich der Herausforderung stellen, bekommen Sie auch die Chance, am wichtigsten Thema Ihres Lebens zu arbeiten. Ob Sie wollen oder nicht, Ihr Lebensthema ist nun mal Ihr Lebensthema. Und es läuft Ihnen leider nicht weg. Ob Sie essen oder nicht, es ist da und wartet darauf, dass Sie sich mit ihm befassen. Wenn Sie aufhören, überflüssigerweise zu essen, und sich Ihrem eigentlichen Konflikt stellen, machen Sie einen Riesenschritt vorwärts, so wie es bei Susanne der Fall war.

Susanne fühlt sich schon ihr ganzes Leben lang getrieben. Immer steht sie unter Strom. Das gibt ihr viel Energie, sie hat vieles erreicht, weil sie sehr aktiv Herausforderungen sucht. Gleichzeitig merkt sie vor allem in Phasen der Ruhe oder Erschöpfung immer wieder, es fehlt irgendetwas. Sie ist schon lange auf der Suche zu verstehen, was das sein könnte, bekommt es aber nicht zu fassen. Lange Zeit glaubt sie, der Erfolg im Beruf, die richtige Beziehung oder eine schlanke Figur würden ihr Befriedigung verschaffen. Aber jedes Ziel, das sie erreicht hat, lässt sie nach kurzem Höhenflug wieder merkwürdig leer zurück. Diese Leere füllt Susanne seit Jahrzehnten mit Essen. Immer kurz bevor dieses Nichts in ihr aufsteigt, steigt sie hektisch in ihr Essthema ein. Sie wird gierig, verbietet sich aber, dem Drang nachzugeben.

Aus diesen zwei Gegenpolen von Essenwollen und Verbot entwickelt Susanne einen kräftezehrenden Stellungskrieg, mit dem sie jede ruhige und somit auch leere Minute füllen kann. Vor lauter Gerangel in ihrem Kopf kommt sie nicht mehr dazu wahrzunehmen, was sonst noch in ihr abläuft. Weil sie fast alle Energie, die nicht in ihren Beruf fließt, in das Essthema steckt, bleiben kaum mehr Ressourcen für ihre Lebensthemen, die sie wie jeder andere Mensch auch hat. Während sie das eine Feld, nämlich ihr Essthema, wieder und wieder umgräbt, liegen die anderen Felder brach und erfahren keinerlei Pflege.

Susanne ist all dies jedoch nicht bewusst. Sie ist so in ihren Kampf im Vordergrund verstrickt, dass sie einfach nicht wahrnehmen kann, welche Lebensteile im Hintergrund auf ihre Bearbeitung warten. Susanne hält unbewusst am Essenskonflikt fest, damit sie sich ihrem dahinterliegenden Thema nicht stellen muss.

Im Alter von zweiundvierzig Jahren hat Susanne schließlich die Nase voll von ihrem Essverhalten, denn sie steckt seit dreißig Jahren mehr oder weniger fest. Einerseits kann sie sich nicht zügeln und bekommt deshalb auch ihr Gewicht nicht in den Griff. Andererseits ist es ihr auch nicht möglich, ihren Wunsch nach einer schlanken Figur und einem gelösten und unkomplizierten Essverhalten aufzugeben, denn das wäre, als würde sie verraten, was ihr wichtig ist. Sie entschließt sich zu einem Coaching. Über die Empfehlung einer Freundin kommt sie zu mir.

Nach einigen Sitzungen hat sie sich mit dem Gedanken vertraut gemacht, dass ihr Essthema eigentlich ein Nebenschauplatz ist, auf den sie allerdings ihre ganze Aufmerksamkeit richtet. Sie möchte auf keinen Fall so weitermachen. Einerseits ist sie ängstlich, andererseits ist sie auch neugierig, welche Themen hinter ihrem Essdrama zum Vorschein kommen werden. Sie legt für sich fest, dass sie nur noch etwas zu sich nehmen wird, wenn sie hungrig ist. Da sie in der Vergangenheit immer gegessen hat, wenn ihr danach war, bedeutet das für sie eine deutliche Umstellung. Sie wird jetzt auf Essen verzichten müssen, nachdem sie satt geworden ist, und dann wird sich zeigen, welche Themen dahinter in Erscheinung treten.

Wir vereinbaren, dass sie dann, wenn sie auf Essen verzichtet, jeweils drei Minuten lang ihre Gefühle in diesem Moment schriftlich festhält. Sie muss nicht sofort verstehen, was sie da fühlt oder was sich dann zeigt. Das wäre eine Überforderung in dieser Situation. Sie soll ihre Notizen sammeln und wir verabreden, diese gemeinsam auszuwerten.

Nach drei Wochen hat sich genügend Material angesammelt, um damit arbeiten zu können. Eine Ahnung, was mit ihr los ist, hat Susanne selbst bereits. Wenn sie ihrem Impuls zu essen nicht nachgibt, bemerkt sie eine Unzufriedenheit mit sich selbst. In ihr pinkfarbenes Notizbuch hat sie viele Notizen vermerkt wie «Heute wieder nicht genug geschafft» oder »War nicht beim Sport, wie soll ich da meine Figur halten?». Auch Äußerungen wie «Ina (die Arbeitskollegin, Anm.)

arbeitet ihre Sachen so effektiv weg, das könnte ich gar nicht» oder «Die Sache schiebe ich auch schon ein halbes Jahr vor mir her» hat sie niedergeschrieben.

Wir werten aus, was sich als roter Faden durch diesen inneren Dialog zieht und welche Gefühle dieses Selbstgespräch auslöst. Es stellt sich heraus, dass Susanne hohe Ansprüche an sich stellt und eine genaue Vorstellung davon hat, was sie können und wie viel sie leisten sollte. Wenn sie mit ihrer Leistung hinter ihren eigenen Erwartungen zurückbleibt, beurteilt sie sich als faul und liederlich. Ständig kämpft sie, ihre Vorgaben zu erreichen, aber selbst wenn sie das schafft, hat sie bestenfalls Ruhe vor ihren Selbstvorwürfen – über ihre Leistung freuen kann sie sich nicht.

Ich frage sie, ob sie auch ein liebenswerter und wertvoller Mensch wäre, wenn sie nichts leisten würde. Die Antwort kommt unter Tränen: «Nein.» Das ist also Susannes Thema hinter dem Essdrama: ihr eigenes Wertlosigkeitsgefühl. Dieses Gefühls-Set ist seit Kindertagen in Susannes Kindheits-Ich gespeichert und wirkt bis heute fort. Sie hört diese verinnerlichten Abwertungen immer dann, wenn sie ihren eigenen, extrem fordernden Maßstäben nicht genügt.

Ihre ganze Kindheit war Susanne ihrem Gefühl wehrlos ausgeliefert. Ihr Leben hing tatsächlich davon ab, ob die Erwachsenen um sie herum sie wertvoll fanden und sich um sie kümmerten. Kein Wunder, dass sie es nicht gut aushalten kann, sich wertlos zu fühlen. Aber wir wollen hier nicht aufarbeiten, woher Susannes Emotion kommt und inwieweit sie berechtigt ist. Susanne und mich interessiert viel eher, wie sie in Zukunft einen besseren Zugang zu ihrem Selbstwertgefühl findet und sich von dem Drang zu essen lösen kann.

Als Erstes geht es darum, Susanne zu vermitteln, dass sie sich zwar wertlos fühlt, wenn sie in ihren Augen zu wenig leistet, sie aber nicht wertlos ist – ihr Gefühl also nicht «wahr» ist. Es gelingt ihr, sich klarzumachen, dass sie in diesen Momenten ein abgespeichertes Gefühls-Set erlebt, also eine angelernte Kopplung bestimmter negativer Gedanken und Gefühle. Stattdessen könnte sie ebenso gut etwas anderes denken und fühlen.

Susanne kann jetzt bewusst wählen: Behält sie ihr altes Muster bei oder gesteht sie sich selbst zu, ein wertvoller Mensch zu sein, einfach dadurch, dass sie auf der Welt ist? Das bedeutet nicht,

Susanne müsse eine einmalige Entscheidung treffen, sondern es ist eine aktive tägliche Übung. Immer wenn ihr altes Muster der Selbstabwertung im Alltag auftaucht, ist sie gefordert, dagegen aktiv ihren Selbstwert hochzuhalten. Niemand kann ihr diese Arbeit abnehmen. Sie selbst muss sich immer wieder bewusst an ihre Existenzberechtigung erinnern, die jedem Menschen von Geburt an ganz bedingungslos verliehen ist.

Solange Susanne darauf wartet, von jemand anderem die Absolution erteilt zu bekommen, ein wertvoller Mensch zu sein, gibt sie die Verantwortung für ihr Leben an andere ab. Was, wenn dieser Jemand einfach nicht auf ihrer Seite ist? Was, wenn dieser Jemand sie nicht bedingungslos akzeptiert, sondern nur bereit dazu ist, wenn sie sehr hohe Leistungen erbringt? Dann ist Susanne im alten Spiel, viel leisten zu müssen, damit andere mit ihr zufrieden sind und ihr Wertschätzung entgegenbringen. Auf diese Art gibt sie die Verantwortung für ihre Daseinsberechtigung wieder an andere ab, und das ist kindliches Verhalten. Susanne steckt in einem hilflosen Muster fest.

Als Erwachsene kann sie die Verantwortung selber tragen und braucht sich nicht in Abhängigkeiten zu begeben. Sie ist dazu auf der Welt, das zu sein, was sie ist. Es ist ihre Sache, das in die Welt zu bringen, was sie ausmacht. Das ist ihre Lebensaufgabe. Dabei ist es egal, ob andere sie gut finden, ob sie für andere fleißig oder attraktiv genug ist. Sie ist einzigartig und hat damit ihre Lebensberechtigung.

Susanne erkennt, was das hinter dem Essen liegende Thema ist. Sie versteht, dass sie selbst sich als wertvoll definieren muss, ganz egal, wie ihre Leistung aussieht. Diese Erkenntnis löst einen Umbruch in ihr aus. Ihre Veränderung ist keine Sache von drei Tagen, sondern ein längerer Prozess. Aber jetzt investiert Susanne Aufmerksamkeit in ihr eigentliches Thema. Ihr Wertlosigkeitsgefühl beginnt durchschaubarer zu werden. Susannes Selbstbild verändert sich. Das Essen verliert zunehmend seine kontraproduktive Faszination. Susanne muss keine Gespenster mehr bannen und ist nicht mehr an einen Nebenschauplatz gebunden, sondern dort mit sich in Kontakt, wo es wirklich wichtig ist. Jetzt kann sie sich auf die Frage einlassen, ob sie wertvoll ist. Und weil sie sich diese Frage heute mit Ja zu beantworten getraut, muss sie nicht mehr als notwendig essen. Darüber hinaus ist sie ruhiger geworden, und das tut ihr gut.

Was bei Susanne funktioniert, geht auch in Ihrem Fall. Wenn Sie aufhören, sich mit Essen zu beschwichtigen, dann öffnet sich die Chance, Ihr Leben in seiner jetzigen Fasson kennenzulernen. Letzten Endes begegnen Sie dabei sich selbst. Auch wenn Themen wie Einsamkeit oder Schuld anfangs erschlagend sein können, öffnet sich Ihnen eine Tür zu echter Lebendigkeit. Nichts ist schlimmer, als aus Angst vor der eigenen Lebenswahrheit immer weiter eine Lebenslüge zu inszenieren. Und egal, wie ernst Ihr Thema ist und wie viel Kraft Sie dessen Bewältigung kosten wird – wein Happy End ist möglich.

Ich habe viele Klientinnen und auch Freundinnen begleitet und habe erfreulicherweise wiederholt erleben dürfen, dass jede von ihnen, egal, wie hart ihr Thema war, sich weiterentwickelt hat, gereift ist und mehr Lebensqualität gewonnen hat. Nicht jeder Knoten hat sich lösen lassen, aber es war verblüffend zu sehen, wie die Frauen gelernt haben, damit umzugehen und ihn so kunstvoll in ihr Leben einzubinden, dass sich ein kräftiges und gesundes Gewebe um den Knoten herum bilden konnte.

Kein Mensch ist nur sein «Problem». Kein Mensch ist nur «einsam». Kein Mann ist nur «ohne Ausbildung und daher arbeitslos». Keine Frau besteht ausschließlich aus dem Fakt, dass sie «in der Kindheit missbraucht» oder «vom Ehemann nach Strich und Faden betrogen» wurde. All diese Menschen haben eine Menge anderer Lebensaspekte vorzuweisen, und erst die Gesamtheit all dieser macht sie zu dem, was sie sind.

Auch wenn Sie glauben, die Konfrontation mit Ihrem Lebensthema wäre für Sie unmöglich auszuhalten – wer sagt denn, dass es tatsächlich so ist? Sie können sich Hilfe holen, Sie können Ihre Geschichte mit Gleichgesinnten teilen, Sie können sich Zeit geben. Und vielleicht bleibt Essen so zwischendurch gelegentlich als kleines Trostpflaster auf Ihre Lebenswunden bestehen. Aber Sie werden dann auch wieder die Kraft finden und es schaffen, ihm zu widerstehen, um dann mit dem umzugehen, was statt des Essens in diesem Moment da ist.

Selbstwirksamkeit ist relativ. Wenn es Ihnen schlecht geht, dann ist es selbstwirksam, mit dem Tag so gut wie möglich umzugehen. Selbstwirksamkeit heißt nicht, in jedem Augenblick des Lebens hundert Prozent Kontrolle über alles zu haben. Es heißt einfach, dass Sie auch aus Ihrer Ohnmacht heraus überraschend und plötzlich Ihre Willenskraft und Entschlussfähigkeit aufblitzen lassen können, um Weichen zu stellen, um gerade noch rechtzeitig zur rechten Zeit am rechten Ort zu sein, um früh genug Laut geben zu können, wenn es wichtig ist, dass Sie gehört werden.

Selbstwirksamkeit heißt, sich liebevoll für sich selbst zu entscheiden, sich selbst ernst zu nehmen und sich an erste Stelle zu setzen – mit all Ihren Eigenheiten und all Ihren Begrenztheiten. Weil Sie für sich das Maß aller Dinge sind, nehmen Sie Ihre Schwächen liebevoll an. Dieses Geschenk kann Ihnen kein anderer Mensch machen. Nur Sie selbst können beschließen, dass Sie es wert sind, auf der Welt zu sein, Platz einzunehmen und liebenswert zu sein. Und diese Entscheidung macht Sie satt und friedvoll, wie es kein noch so wohlschmeckendes Nahrungsmittel auf Erden kann.

Selbstwirksamkeit heißt, wenn scheinbar nichts mehr geht, eben das zu tun, was noch geht. Selbstwirksamkeit heißt nicht, zwölf Stunden am Tag volle Wassereimer vom Brunnen zum Mühlrad zu tragen, sondern es heißt, dreimal am Tag einen Becher mit Wasser zu schöpfen und damit Ihren Durst zu löschen. Wenn nicht alles geht, dann können Sie festlegen, dass alles, was nicht geht, auch nicht wichtig ist. Und Sie können jeden Moment neu entscheiden, was wichtig ist. Und dann ist nur noch wichtig, wozu Ihre Kraft reicht.

Natürlich heißt das, dass wir uns von Leitlinien verabschieden müssen, die in unserem Kulturkreis und in unserem persönlichen Umfeld hoch gehandelt werden. Wir müssen aus den allgegenwärtigen Leistungsansprüchen aussteigen und aushalten, anders als die zu sein, die wir zusammen mit diesen Ansprüchen zurückgelassen haben.

Vielleicht ist Ihnen noch nicht klar, wie viele wir sind. Wir, das sind die Ex-Arbeitnehmer, die sich jetzt von ihrem letzten Burn-out erholen. Das sind die, die einen Knick in ihrem Lebenslauf haben und die seit Jahren strampeln, um beruflich wieder auf die Beine zu kommen. Das sind die, die Fehler gemacht haben und die nicht genügen. Wir sind die Mehrheit. Die meisten von uns sind unsichtbar. Keiner läuft mit einem Tattoo auf der Stirn herum, auf dem «depressiv», «unglücklich geschieden» oder «private Insolvenz» steht. Viele, denen es schlecht geht, bleiben zu Hause. Aber weil wir diese Menschen in der Öffentlichkeit nicht wahrnehmen, heißt das ja nicht, dass es sie nicht gibt. Fangen Sie an, darüber zu reden, wie es um Sie steht, und Sie werden feststellen, Sie sind von Artgenossen des Scheiterns-und-den-noch-Weitermachens umgeben.

Je mehr Sie sich als das akzeptieren, was Sie sind, je mehr Vertrauen und Ruhe Sie in Ihrem Dasein finden, desto unwichtiger wird das Essen. Sie werden gelassen bleiben, auch wenn Sie sich gegen den Kartoffelsalat entscheiden. Sie wissen jetzt, dieser Salat ist unwichtig, sehr wohl ist es aber wichtig, dass Ihre Freundin bei Ihnen zu Hause nicht in Ihrer Küche raucht, sondern auf dem Balkon, und zwar einzig und allein deswegen, weil Sie das so wollen. Vielleicht überkommen Sie immer noch Anwandlungen von Völlerei, aber Sie werden nicht zu Ihrem Kühlschrank gehen, sondern ins Bett. Sie werden Ihre bleierne Müdigkeit zulassen und sich einfach in tiefen Schlaf fallen lassen.

Selbstwirksames Essverhalten bedeutet, Gefühle nicht mit Essen hinunterzuschlucken, sondern sie zu erleben und sich gleichzeitig nicht von ihnen vereinnahmen zu lassen. Ähnlich wie Gedanken sind Emotionen eigentlich nicht «wahr». Sie spüren sie, müssen aber nicht gegen sie ankämpfen. Und es ist auch nicht klug, eins zu eins umzusetzen, was Ihre Gefühle Ihnen eingeben. Wenn Sie eine lodernde Wut gegen Ihre Arbeitskollegen verspüren, sind Sie sicher nicht gut beraten, mit einem Samuraischwert im Büro aufzutauchen und ihnen die Köpfe abzuschlagen. Ihr Erwachsenen-Ich kann Sie bremsen und Ihre Wut in annehmbare Bahnen leiten, sodass Sie nicht den Rest Ihres Lebens im Gefängnis verbringen müssen. Genauso müssen Sie nicht zwei Tafeln Schokolade essen und dann Ihre schicke neue Hose zu den Altkleidern geben, weil Sie zugenommen haben. Ihr erwachsenes Ich bringt Sie dazu, die Tafeln im Supermarktregal liegen zu lassen und sich zu Hause lieber ein ausgiebiges Telefonat mit Ihrem besten Freund zu gönnen.

Es tut gut zu wissen, dass es Ihr Kindheits-Ich ist, das Ihnen gerade ein Drama vorspielt und jede Art von Trost und tonnenweise Kalorien in Form von Pudding, Burgern und Chips als gerechtfertigt darstellt. Wenn Sie aber in ihr Erwachsenen-Ich wechseln, dann gewinnen Sie Abstand zu Ihrem alten Muster. Sie stehen dann mit beiden Füßen in Ihrem Leben. Sie ruhen in sich und blicken mit einer gewissen Gelassenheit auf Ihr inneres Treiben. Sie wissen, Sie könnten jetzt essen. Aber Sie wissen auch, dass Sie es genauso gut unterlassen und dabei Ihre Gefühle aushalten können.

Selbstwirksam essen heißt, Ihre Gefühle nicht mit Essen hinunterzuschlucken, sondern sie mit Ihrem Erwachsenen-Ich wahrzunehmen und sich dabei zu entspannen.

Hier eine Übung in Form einiger Fragen. Anhand dieser können Sie erforschen, was sich zeigen würde, wenn Ihr Konflikt mit dem Essen ein für alle Mal beigelegt wäre:

Übung 9: «Das dahinterliegende Thema»[10]

- Was wäre, wenn Ihr Essthema ein für alle Mal erledigt wäre und zu Ihrer vollsten Zufriedenheit gelöst wäre?
- Käme dann ein anderes Thema in Ihr Blickfeld? Welches?
- Wäre das Thema schwer oder leicht auszuhalten für Sie? Auf einer Skala von 0 = extrem leicht bis 10 = unerträglich schwer, welche Zahl würden Sie dem dahinterliegenden Thema geben?

Kleiner Kommentar: Sollte das dahinterliegende Thema für Sie schwer zu ertragen sein, hier zur Erinnerung: Es bedeutet nicht, dass das Problem tatsächlich ausschließlich schwer zu lösen ist. Dieses Gefühl ist nicht «wahr», sondern nur eine momentane Einschätzung. Auch das dahinterliegende Thema kann sich verändern und lässt sich erleichtern oder sogar auflösen.

---

10 Mathias Varga von Kíbed und Insa Sparrer haben den Begriff im Rahmen ihrer systemischen Strukturaufstellung geprägt und zum «dahinterliegenden Thema» eine eigene Aufstellungsgrammatik entwickelt.

Kapitel 8:
Kind, du musst doch was essen!
Wann Beziehungen dick machen

Im letzten Kapitel habe ich gezeigt, wie uns Gefühle zum Essen anstiften können. Sie haben gesehen, dass wir manchmal im Kindheits-Ich feststecken und dann essen aus der Angst heraus, unsere Gefühle nicht aushalten zu können.

Wir haben das Erwachsenen-Ich eingeführt, das uns als neutraler Dritter aus dem Esslabyrinth hinausführen kann, indem es experimentiert. Das Erwachsenen-Ich in uns kann lernen, das Kindheits-Ich in uns nicht für bare Münze zu nehmen und stattdessen herauszufinden, wie es sich helfen kann. Das Erwachsenen-Ich kann die Gefühle wahrnehmen und aushalten, statt sie mit Essen hinunterzuschlucken.

Zusammenfassend ging es in den letzten drei Kapiteln darum, wie Sie Ihr Essverhalten mit sich selbst regeln: wie gut Sie Hunger und Sättigung als Körpersignale wahrnehmen und respektieren, wie Sie sich gedanklich unabhängig von Essfantasien machen und wie Sie unbeeinflusst von Ihren Emotionen nur dann essen, wenn Sie hungrig sind. All das ist selbstwirksames Essverhalten. All Ihr Tun hängt folglich nur von Ihnen selbst ab. Eigentlich könnten Sie das Thema Essen hiermit abschließen. Denn wer außer Ihnen selbst sollte denn sonst Einfluss auf Ihr Essverhalten nehmen?

Wenn Sie mir in diesem Kapitel weiter folgen, werden Sie möglicherweise feststellen, dass Ihnen die Ebene des hier dargestellten Essverhaltens äußerst vertraut vorkommt. Hier erweitern Sie Ihren Blick und nehmen andere Menschen mit in Ihre Sicht aufs Essen hinein. Ihr Umfeld kommt ins Spiel: Hat Ihre Familie, hat Ihr Partner, haben Ihre Freunde und Arbeitskollegen Einfluss darauf, wie Sie essen? Und umgekehrt – lösen Sie mit Ihren Entscheidungen, ob und was Sie essen, womöglich Reaktionen aus bei den Menschen, die Ihnen nahestehen? Und was bewirkt wiederum diese Wechselwirkung? Machen Ihre Beziehungen Sie selbstwirksamer oder hilfloser in dem, wie Sie mit Nahrung umgehen?

Essen und Beziehung – dieser Zusammenhang steht Ihnen wahrscheinlich so nah, dass es fast schon unmöglich ist, die unzähligen feinen, aber auch zähen Fäden zu erkennen, die sich zwischen Familientradition und Eigensinn, zwischen Essen aus Höflichkeit und Unabhängigkeit, zwischen gefälliger Essgewohnheit und wacher Selbstgestaltung spannen und verwirren. Nahrungsmittel und Beziehung sind so eng miteinander verwoben, dass Sie sich unweigerlich auch mit Ihren engsten Beziehungen auseinandersetzen, wenn Sie Ihr Essverhalten entwirren. Dieses Knäuel zu ordnen, birgt eine große Chance für Ihr selbstbestimmtes Essverhalten.

Schon im Mutterleib ist die Verbindung zwischen Essen und Beziehung eng. Die Mutter versorgt das Kind über die Nabelschnur mit Nahrung und beherbergt es in ihrem Körper. Eine größere Nähe als in dieser Lebensphase ist kaum vorstellbar. Nach der Geburt erlebt das Kind während des Stillens die Einheit von Nahrungsaufnahme und engster Nähe zu seiner Mutter. Sobald es vom Säugling zum Kleinkind reift, erweitert sich sein Kreis, wenn es in seinem Babystühlchen mit am Tisch sitzt und bei Familienmahlzeiten dabei ist. Häufig ist der Esstisch ein fixer Treffpunkt in der Familie. Mehrmals am Tag unterbrechen die älteren Kinder und die Erwachsenen ihre individuellen Beschäftigungen und kommen für ein gemeinsames Essen zusammen. Dadurch geben die Mahlzeiten das Zeitraster vor, nach dem die Familie sich organisiert.

Und weil die Familienmitglieder am Esstisch viel Zeit miteinander verbringen, findet auch oft die Erziehung während der Mahlzeiten statt. Zwei Dinge passieren gleichzeitig: Essen und Lernen, was richtig und auch falsch ist. Während Kinder essen, lernen sie, welche Verhaltensweisen wünschenswert und welche unerwünscht sind. Während sie ihren Joghurt löffeln, werden sie für gute Schulnoten gelobt oder für ihre Schlampigkeit getadelt. Sie verleiben sich die Werte und

Glaubenssätze des Familienclans ein und erfahren, ob man Essen wegschmeißen darf oder aufessen muss.

Der Esstisch ist das Ausbildungsinstitut der Familie. Kinder lernen hier den Umgang mit ihren Körpersignalen. Akzeptieren die Eltern, wenn das Kind satt ist und Essen übrig lassen möchte? Leben die Eltern selbst vor, dass sie ihre eigenen Körpersignale wahrnehmen und respektieren? Achten sie beim Essen darauf, ob sie wirklich hungrig oder schon satt sind?

Kinder lernen bei Tisch, welche Bedeutung Essen einnimmt und wie eine verlockende Essfantasie aussieht: Ist Vanillepudding die sündige Ausnahme, wenn die Familie es sich einmal so richtig gut gehen lassen will? Erzählt die Mutter, dass sie bei Schokolade einfach nicht widerstehen kann? Nörgelt der Opa, dass er ein richtiges Steak zwischen die Zähne braucht und die servierte Rohkost nur etwas für Kaninchen ist?

Kinder erlernen am Esstisch auch den Umgang mit Gefühlen. Die Szenen dort spiegeln wider, wie harmonisch eine Familie zusammenlebt, ob jedes Familienmitglied Spielraum hat, Gefühle offen auszusprechen, oder ob es Widerspruch und Eigensinn hinunterschlucken muss.

Jede Familie hat ihre eigenen Werte und Traditionen, wenn es ums Essen geht, auch Ihre Herkunftsfamilie. Sicher gibt es für Sie Rezepte und Speisen, die Sie mit Ihrem Elternhaus und Ihrer Kindheit verbinden. Ihr Kindheits-Ich hat dazu die passenden angenehmen oder unangenehmen Gefühle abgespeichert. Speisen und familiäre Essgewohnheiten machen ein Stück Ihrer eigenen Geschichte aus und erzählen etwas davon, wo Sie herkommen und welche Werte Sie in Ihrem Leben geprägt haben. Es mag Ihnen gefallen oder nicht, die Esstradition Ihrer Familie ist ein Stück Ihrer Identität. Eltern geben Esstraditionen und Essverhalten an ihre Kinder weiter. Der Familientisch ist in jeder Familie ein Stück gemeinsam geschaffene Wirklichkeit. Die Esstraditionen binden die Familienmitglieder und erschaffen damit ein Zusammengehörigkeitsgefühl.

Stammen Sie aus einer Familie, in der Essen einfach eine notwendige Nebensache ist, um die niemand ein großes Aufhebens macht? Dann haben Sie vielleicht das Glück, weitgehend frei von einer bestimmenden Esstradition zu sein.

In anderen Familien ist Essen das scheinbar wichtigste Thema überhaupt, um das sich der ganze Alltag dreht und das einen Großteil der Aufmerksamkeit bindet. Wenn Sie in solch einer Familie aufgewachsen sind, ist die Wahrscheinlichkeit sehr hoch, dass auch Ihre Gedanken viel ums Essen kreisen und Sie viele familiäre Essgewohnheiten und Regeln verinnerlicht haben. Am Tisch vermischt sich dann dieses Verhalten mit Beziehung. Wo hört das Essen auf und wo fängt die Beziehung an?

In manchen Familien wird stillschweigend vorausgesetzt, dass alle dasselbe wollen. Gemeinsamkeit wird hier nicht darüber hergestellt, dass alle ihre Bedürfnisse einbringen und die Familie dann gemeinsam entwickelt, wie ein guter Tag oder eine gute Mahlzeit für jeden aussehen kann. Sie wird stattdessen auf dem Weg erreicht, dass alle das Gleiche tun, ohne dass vorher darüber verhandelt worden wäre. Die Eltern geben vor, was die Kinder im Leben wollen und was sie essen sollen. Die Kinder folgen, um die Gemeinsamkeit nicht infrage zu stellen. Dies wirkt sich oft stark aufs Essverhalten aus. Das Kind isst so, wie es von den Eltern erwartet wird. Es hat wenig Spielraum, seine eigenen Bedürfnisse zu erkunden, und später entsteht großer Nachholbedarf, ein erwachsenes Essverhalten zu entwickeln.

Versucht das Kind, sich aus den elterlichen Vorgaben zu lösen, sind die Eltern irritiert. Sie wittern einen Ausstieg aus dem Gemeinsamkeitsprogramm, ein Ausscheren aus der Familienharmonie und damit ein Untergraben ihrer elterlichen Führungsrolle. Sie üben einen sanften, als Fürsorglichkeit verpackten Druck aus, indem sie dem kleinen Aussteiger Sätze wie «Aber das isst du doch sonst so gerne» oder «Das hab ich extra für dich gemacht» als Rückmeldung geben.

Wenn Sie in solch unfreiem Rahmen nur wenig üben konnten, selbstbestimmt zu essen, dann nehmen Sie Ihre Körpersignale und Ihre Bedürfnisse beim Essen in Gemeinschaft auch später kaum wahr. Sie übertragen Ihre kindliche Folgsamkeit beim Essen am Familientisch unbewusst nur zu leicht auf den Partner, auf Freunde, Arbeitskollegen und Bekannte und importieren das Modell Essen aus Gefälligkeit womöglich auch in Ihre neu gegründete Familie. Sie essen aus Gefälligkeit, weil Sie kein Spielverderber sein wollen, um dem Koch oder der Köchin höfliche Anerkennung zu zollen, weil Sie sich «nicht so anstellen» wollen und weil «man das so macht».

Essen Sie den Braten, weil Sie als gutes Kind pflichtbewusst die Einladung zum Sonntagsbesuch wahrnehmen oder weil Sie genau jetzt Lust auf Schweinebraten haben? Essen Sie den Nachtisch beim Italiener, weil Ihre Freundin nur dann Tiramisu bestellt, wenn Sie es auch tun? Frühstücken Sie, weil Ihr Bruder eigenmächtig Brunch für alle bestellt hat?

Wie Sie die soziale Nötigung zum Essen beenden

Hilfloses Essverhalten im sozialen Bereich heißt, Sie essen nicht, weil Sie hungrig sind, sondern weil Sie höflich sind. Wenn Sie gute Miene zum überholten Essspiel machen, sind Sie für andere Zuvielesser sicher eine angenehm pflegeleichte Gesellschaft. Aber Sie sind es, der zunimmt und unglücklich ist. Wenn Sie aus Höflichkeit essen, obwohl Sie satt sind, dann übergehen Sie sich selbst.

Natürlich kann Essen eine Aufwertung der gemeinsamen Zeit darstellen. Aber das ist nicht automatisch so. Wenn das Zusammensein an sich belastet ist, wirkt das beste Essen nicht als Trostpflaster. Wenn Feindseligkeiten zusammen mit der Salatschüssel herübergereicht oder wichtige Themen totgeschwiegen werden, bleibt Ihnen das Essen im Hals stecken. Bei Bekannten und Freunden diejenigen auszusortieren, mit denen Sie sich auf Dauer nicht gut fühlen, ist vergleichsweise einfach. Aber gerade die Beziehungen innerhalb der Familie und der Verwandtschaft sind oft schwierig, und die können Sie nicht so einfach abwählen. Festliche Mahlzeiten oder das gemeinsame Sonntagsessen werden dann mitunter zur Pflichtveranstaltung, und Sie sind vielleicht froh, wenn Sie endlich vom Tisch aufstehen und nach Hause fahren können.

Viele Klientinnen erzählen mir, dass sie in ihre Kinderrolle zurückfallen, wenn sie mit ihren Eltern essen. Dabei verlieren sie jenes erwachsene Essverhalten, das sie in ihrem Alltag bereits fest verankert hatten. Sie rutschen wieder in alte, familiär bekannte Essmuster und fühlen sich dabei so, als wären sie nie erwachsen geworden. Sie schlucken ihren Ärger über Bevormundung oder Entwertung hinunter und essen dabei mehr, als sie das normalerweise tun würden.

In Ihrem Erwachsenen-Ich zu sein, kann eine Herausforderung darstellen, wenn Sie mit Ihrer Herkunftsfamilie zusammen sind. Denn die anderen Familienmitglieder, die Räume mit den vertrauten Möbeln, die altbekannten Rituale und Sprüche, all das sind Reize, die Ihr altes Essprogramm abrufen. Hier ist Ihr Kindheits-Ich entstanden. Möglicherweise sind Ihre Eltern in vielen Dingen noch so, wie Sie sie als Eltern-Ich verinnerlicht haben. Unter solchen Bedingungen ist es ganz schön schwer, sich erwachsen zu fühlen und auch erwachsen und selbstbestimmt zu essen. Indem Sie wieder «brav» sind, indem Sie dieses Familienspiel weiter unterstützen, statt «schwierig» zu sein, übergehen Sie sich unter Umständen selbst und schlüpfen zurück in die Rolle eines angepassten Kindes.

Essen kann wie eine Betäubung sein, die Sie weniger spüren lässt, dass sich dieses Zusammensein gerade nicht gut für Sie anfühlt. Ihr Unwohlsein wird überdeckt. Statt wahrzunehmen, was Sie an unangenehmen Emotionen hinunterschlucken, beschäftigen Sie sich dann damit, ob Sie noch einen Nachtisch essen, obwohl Sie längst satt sind. Statt über Missstimmungen, die in der Luft liegen, zu reden, geht es darum, wer das letzte Löffelchen Rotkraut nimmt. Welcher Art sind diese negativen Gefühle und was würde Ihnen helfen, sie abzustellen?

Ihr Unwohlsein zeigt Ihnen an, dass Sie sich nicht so angenommen, ernst genommen und angesehen fühlen, wie Sie sind. Vielleicht drückt Sie eine kleine Bemerkung Ihres Vaters: «… wenn du etwas Anständiges gelernt hättest.» Sie wünschen sich, dass Ihre Berufswahl akzeptiert und Ihre Leistungen anerkannt würden. Sie sind frustriert, weil Sie stattdessen Abwertung zu spüren bekommen. Sie möchten auf diese Abwertung eingehen, halten sich aber um der lieben Harmonie willen zurück und schlucken diese Verletzung und den dazugehörigen Ärger mit Klößen und reichlich Soße hinunter.

Eigentlich bedarf eine solche Situation einer sofortigen Klarstellung: «Mir ist es wichtig, für meine Leistung anerkannt zu werden. Bitte unterlasse in Zukunft abwertende Bemerkungen über mich oder das, was ich tue.» Ein lange verdeckter Konflikt wird sichtbar gemacht. Jetzt ist Ihre Chance gekommen, alles auszusprechen und gegebenenfalls Ihre Bedürfnisse zu klären, statt alles weiter unter den Tisch zu kehren. Das ewige Hinunterschlucken lässt Konflikte unbegrenzt unter der Beziehungsoberfläche weiterschwelen.

Essen wird diesen Konflikt niemals lösen. Egal, wie viel Sie zu sich nehmen, der Ärger über die abwertende Bemerkung bleibt. Essen hilft Ihnen nicht dabei, mit schwierigen Mitmenschen besser auszukommen oder in fordernden Beziehungen Ihre Grenzen klar und rechtzeitig zu ziehen. Im Gegenteil: Nahrungsmittel und Beziehung sind zwei ganz verschiedene Felder. Sie können Ihre zwischenmenschlichen Kontakte auch leben, ohne dass Essen dabei eine Rolle spielen müsste.

Selbstwirksam essen heißt, beim Essen mit anderen Menschen trotzdem stets die eigenen Körpersignale wahrzunehmen und zu sich selbst zu stehen. Muten Sie Ihren Freunden, Ihrer Familie und allen anderen den Umstand zu, dass Sie eigene Vorstellungen haben und im Miteinander klare Grenzen ziehen. Es ist Ihr selbstverständliches Recht, sich selbst zu spüren und ernst zu nehmen. Dazu gehört ganz besonders, absolut nie aus Gefälligkeit zu essen. Obwohl es weitverbreitet ist, macht es mich immer wieder fassungslos, Menschen zu erleben, die andere zum Essen nötigen. Es gibt keine Notwendigkeit für Sie, sich auf dieses Spiel einzulassen. Was Sie essen und was nicht, ist einzig und allein Ihre Sache. Sie schaden wirklich niemandem, wenn Sie nicht zu sich nehmen, was man Ihnen aufdrängt. Sie können erklären, dass Sie die Aufmerksamkeit und Gastfreundlichkeit Ihres Gegenübers schätzen, Sie aber dennoch nicht essen werden, weil Sie satt sind. Die anderen können es aushalten, Sie nicht kauen zu sehen. Ganz bestimmt.

Es gibt viele bewusste Esser, für die es selbstverständlich ist, nur dann etwas zu sich zu nehmen, wenn sie selbst es wollen. Diese Menschen zucken garantiert nicht mit der Wimper, wenn Sie im Restaurant nichts bestellen. Und in ihrer Gegenwart müssen Sie auch keinerlei Begründung für Ihre Entscheidung liefern.

Wenn Sie in einer Beziehung, in der Essen als sozialer Kitt funktioniert, Ihr Verhalten ändern, ist Ihr Gegenüber womöglich erst einmal irritiert. Man spürt Ihre Veränderung. Aber jeder Mensch, der wirklich Ihr Freund ist und Ihnen wohlwollend gegenübertritt, wird Ihre guten Gründe verstehen. Kaum jemand nötigt Sie aus der Absicht heraus,

Sie zu unterdrücken oder zu kontrollieren. Eher schon sind es die eigenen zwanghaften Essmuster, die andere Menschen dazu bringen, Sie zum Essen zu bewegen.

Auch Susanne kennt diesen unterschwelligen Druck sehr gut. Sie lebt schon seit 18 Jahren nicht mehr bei ihren Eltern, aber jedes Mal, wenn sie zu Besuch ist, wird Essen zum selben stets verkrampften Thema. Sie hat Urlaub und besucht für ein paar Tage ihre Eltern. Wie immer erwartet man unausgesprochen von der Tochter, dass sie gemeinsam mit ihnen isst, denn das war schon so üblich, als Susanne noch zu Hause gewohnt hat. Der Druck entsteht schon beim Frühstück, weil ihre Mutter ganz von sich aus für sie ein Gedeck auflegt, Kaffee und ein Ei für sie mitkocht, obwohl Susanne gar nicht frühstückt, wenn sie ihren eigenen Alltag lebt. Normalerweise weiß sie selbst sehr gut, was sie will und braucht.

Bei ihren Eltern fühlt sich Susanne irgendwie brav und kindlich. Kaum ist sie vor Ort im Elternhaus, kreisen ihre Gedanken rund ums Essen. Susanne hat sich schon seit längerer Zeit erwachsene Essgewohnheiten erarbeitet und überlegt, wie sie diesen auch bei ihren Elternbesuchen treu bleiben kann.

Sie möchte ihre Körpersignale ernst nehmen und das heißt logischerweise, dass sie auch bei ihren Eltern nicht mehr frühstücken will. Morgens ist sie nie hungrig. Wie immer möchte sie sich auf eine große Tasse Milchkaffee beschränken und erst dann etwas essen, wenn sie hungrig ist. Sie möchte ihr eigenes Frühstücksritual auch hier beibehalten, also beim Kaffee die Zeitung lesen. Sie erklärt ihren Eltern, dass sie ab sofort nicht mehr mit ihnen frühstücken wird. Besonders ihrer Mutter schärft sie ein, nicht mehr für sie mitzudecken und kein Ei für sie zu kochen.

Die Eltern wundern sich. Die Mutter fragt, ob Susanne das Frühstück nicht schmeckt, ob sie etwas anderes essen möchte. Susanne verneint. Der Vater wendet ein: «Aber wir haben doch immer zusammen gefrühstückt. Das war doch schön?» «Ja, das war schön. Aber das ist lange her. Und in Zukunft werde ich nicht mehr frühstücken, also bitte nicht mehr für mich mitdecken», bekräftigt sie ihren Entschluss.

Am nächsten Morgen begrüßt Susanne ihre Eltern, die am Frühstückstisch im Esszimmer sitzen. Die Eltern haben für sie gedeckt, ein

Ei steht auf ihrem Teller. Susanne ist irritiert. «Aber ich habe euch doch gesagt, ihr sollt nicht für mich decken. Dabei bleibt es auch!» «Aber wir haben gedacht, du frühstückst bestimmt doch mit», verteidigen sich die Eltern. «Wer soll denn jetzt das Ei essen?» Susanne schwankt. Der unsichere und leicht vorwurfsvolle Blick der Eltern, der gedeckte Tisch, das überzählige Ei – sie fühlt sich verantwortlich für die gestörte Harmonie. Um ein Haar hätte sie sich an den Tisch gesetzt, um doch wieder mitzumachen. Aber dann gibt sie sich einen Ruck und sagt friedfertig: «Ich mache mir jetzt einen Milchkaffee und lese Zeitung. Frühstückt ihr schön in Ruhe.»

Mit Kaffeetasse und Zeitung ausgerüstet will sie es sich gemütlich machen. Aber wo? Am Frühstückstisch neben den essenden Eltern? Vor ihrem leeren Gedeck sitzen und den Eltern beim Essen zuschauen – eine unangenehme Vorstellung. Das passt auf keinen Fall. In der Küche? Das wirkt auf sie so, als hätten sie Streit. Die eine sitzt hier, die anderen sitzen dort. Auch das passt nicht. Esszimmer und Wohnzimmer sind durch einen breiten Durchgang verbunden, dort könnte sie in ihrem Lieblingssessel sitzen und sich trotzdem ab und zu mit den Eltern unterhalten. Das passt. Sie platziert sich in den roten Sessel und trinkt ihren Morgenkaffee. Diese neue Verhaltensweise fühlt sich fremd und künstlich an. Aber sie bleibt dabei.

Abends erinnert sie ihre Eltern daran, dass sie nicht frühstücken wird. Doch der nächste Morgen bringt das gleiche Ergebnis, der Tisch ist für sie gedeckt, ein Ei für sie gekocht. Susanne rollt zwar innerlich mit den Augen, aber sie sagt nichts. Sie macht sich Kaffee und begibt sich wieder in den roten Sessel. Die Eltern fragen noch einmal nach, ob sie nicht doch essen will. Susanne lehnt ab.

Am dritten Morgen steht kein Gedeck und kein Ei mehr für sie auf dem Tisch. Ihre Botschaft scheint bei den Eltern angekommen zu sein. Sie trinkt ihren Morgenkaffee im roten Sessel. Heute fühlt sich das schon ein bisschen vertrauter an. Susanne behält ihr neues Morgenritual bei. Von da an frühstückt sie bei den Eltern nie mehr gegen ihre Gewohnheit. Sogar die Eltern gewöhnen sich daran. Bei ihrem nächsten Besuch gehen sie ganz selbstverständlich davon aus, dass Susanne sich ihr Frühstück in Form eines Milchkaffees selber macht.

Gut, dass Susanne ihrer Idee treu geblieben ist. Warum war die Umstellung so schwierig für sie und ihre Eltern? Eigentlich hat Susanne doch nur auf das Frühstück verzichtet. Aber die Eltern haben das Gefühl, es stecke mehr dahinter. Susanne kann mit Händen greifen, dass sie verunsichert sind. Für die Eltern schwingt bei «nichts essen» noch eine andere Bedeutung mit, die in etwa so lauten könnte: «Ich bin nicht mehr euer kleines Mädchen. Eure Regeln und Rituale passen nicht mehr für mich. Ich lebe auf meine Weise.» Und genau so ist es auch.

Das Frühstücksritual passt nicht mehr zu Susanne. Aus Gewohnheit sieht es immer noch so aus wie zu Kinderzeiten. Als Susanne klein war, war es sinnvoll, dass ihre Eltern für sie den Alltag gestaltet haben, sie selbst wäre damit noch weitgehend überfordert gewesen. Durch die festen Gepflogenheiten, die gewohnten Mahlzeiten, hat sie einen verlässlichen Rahmen bekommen. Das hat ihr Sicherheit gegeben, doch nun ist sie alt genug, selbst zu prüfen, was für sie passt und was nicht. Sie kann ihre eigenen Regeln aufstellen. Susanne kennt ihre Eltern gut. Sie hat schon vor der Umstellung befürchtet, sie könnten befremdet reagieren, wenn Susanne aus dem Morgenritual aussteigt. Deshalb hat sie auch lange Jahre gezögert, das Thema anzusprechen, und stattdessen höflich mitgefrühstückt.

Nun aber ist ihr klar geworden, dass sie mit ihrer Höflichkeit die eigenen Körpersignale gnadenlos übergeht. Sie hat morgens einfach keinen Hunger. Sie isst nur, weil es früher einmal so war, die Eltern es immer noch erwarten und weil sie keine Extrawünsche anmelden will. Weil die Eltern ihr mit den Frühstücksei eine Freude machen wollten, hat sie es gegessen. Aber jetzt ist es wirklich an der Zeit für sie, ihre Grenzen klar zu ziehen und das Zusammenleben während des Besuchs ein Stück weit so zu gestalten, dass es auch ihr angenehm ist.

So wie Susanne geht es vielen erwachsenen Kindern mit dem Essen bei den Eltern. Die Eltern wollen ihre erwachsenen Kinder keinesfalls aus Boshaftigkeit oder Egoismus nötigen, die alten Essspiele mitzumachen. Sie halten an überholten Ritualen fest, weil diese scheinbar den Zusammenhalt der Familie verkörpern. Aber eine Familie ist kein starres Gebilde, sondern ein lebendiger Organismus. Nur wenn die Familie in ihrer Struktur, ihrem Zusammenhalt flexibel ist, hat jedes Mitglied ausreichend Bewegungsspielraum und Freiheit.

Eine Zuhörerin in einem meiner Vorträge erzählte folgende Geschichte: Sie besucht ihre Mutter häufig an Sonntagen. Die Mutter bäckt dann stets Kuchen und nötigt ihre Tochter, doch davon zu essen. Die Tochter hat ihre Mutter schon mehrfach deutlich darauf hingewiesen, dass sie keinen Kuchen essen möchte und sie deshalb auch keinen backen solle. Die Tochter isst seit Jahren tatsächlich auch nie ein Stück von diesem Kuchen. Trotzdem bleibt die Mutter bei ihrem Programm: Sie bäckt und nötigt die Tochter weiterhin, doch Kuchen zu essen.

Wäre es nicht schöner, die Mutter könnte aufmerksam bei ihrer Tochter sein, so wie diese es ist, statt an diesem fast zwanghaften Kuchenproduzieren festzuhalten? Hier ließe sich einwenden, der Kuchen wäre lieb gemeint und die Mutter würde damit ihre Liebe zur Tochter zeigen. Aber könnte nicht auch die Mutter lernen, auf das Kuchenritual zu verzichten und stattdessen die Bedürfnisse der Tochter wahrzunehmen? Würde sie nicht ihre Liebe zur Tochter ganz wunderbar zeigen, wenn sie ihr sagen würde: «Ich habe verstanden, dass du keinen Kuchen willst. Lass uns lieber miteinander reden. Erzähl mir von dir …»

Wenn Sie sich herausnehmen, aus Essmustern auszusteigen, so ist das nicht nur eine Herausforderung für den Rest der Familie, Ihre Freunde und Ihr gesamtes Umfeld. Schließlich funktionieren Sie nicht mehr wie gewohnt. Aber Ihr Ausstieg ist andererseits ein wirkliches Beziehungsangebot von Ihrer Seite. Sie zeigen sich so, wie Sie sind, machen Ihre wahren Bedürfnisse sichtbar. Sie weigern sich, eine sinnentleerte Ritualhülse weiterzuleben, die Nähe geradezu verhindert. Wenn Sie den gemeinsamen Sonntagsbraten ablehnen, strecken Sie doch zugleich Ihre Hand zum anderen aus und bieten wirklichen Kontakt an.

Eine Familie oder eine Freundschaft steht immer wieder vor der Herausforderung, neue Formen des Miteinanders herauszubilden, in denen sich alle wiederfinden können, wenn jemand sich weiterentwickelt hat. Alte und überholte Rituale des Austausches sollten immer wieder durch neue, lebendige ersetzt werden. Das ist ein nie endender Prozess. Nur wenn er zugelassen wird, bleiben Ihre Beziehungen lebendig, und nur dann haben Sie Freude daran, Ihre Kontakte weiter zu pflegen. Manchmal brauchen Eltern Anstöße von ihren

Kindern und Freunde den Anstoß ihrer Freunde, um in Bewegung zu kommen und die alten Rituale zu durchlüften und zu hinterfragen. Ihre Weigerung, das alte Essspiel weiterzubetreiben, ist auch eine Chance für Ihr Gegenüber, in der Beziehung die eigenen Bedürfnisse neu zu überprüfen.

Ich bin dafür, Essen und Beziehung klar zu trennen. Die beiden haben nicht zwingend miteinander zu tun. Die Qualität einer gemeinsam verbrachten Zeit lässt sich nicht an der Menge der zusammen konsumierten Mahlzeiten messen. Die Qualität gemeinsam verbrachter Zeit entsteht durch ganz andere Faktoren: Sehen Sie Ihr Gegenüber und sieht Ihr Gegenüber Sie? Können Sie den anderen so nehmen, wie er ist, und kann er Sie so nehmen, wie Sie sind? Haben Sie genügend Zeit, um miteinander in Ruhe zu reden oder, wenn Sie nicht reden wollen, einfach in Ruhe miteinander den Moment zu erleben? Wollen Sie sich berühren und fühlt sich diese Berührung gut an? Können Sie miteinander lachen? Können Sie einander vertrauen?

Wenn Essen eine Bindung zwischen Ihnen und einem anderen herstellt, haben Sie immer die Möglichkeit, die Bindung auch auf andere Art zu füttern. Statt Ihrem Bürokollegen Ihre Anerkennung zu zeigen, indem Sie mit Ihm gemeinsam in der Kantine schlemmen, können Sie Ihm sagen, dass Sie seine ruhige und verbindliche Art im Umgang mit den Kollegen schätzen. Statt Ihre Freundin zum Essen einzuladen, können Sie sich mit ihr einen Wellness-Abend in einer tollen Therme gönnen. Statt artig alles zu probieren, was die Mutter Ihres Partners Ihnen vorsetzt, können Sie das Essen höflich ablehnen und stattdessen ein Gespräch mit ihr anfangen, indem Sie sie neugierig fragen, ob sie eigentlich als junges Mädchen ihren Beruf frei wählen konnte.

Wenn Sie damit aufhören, beim gemeinsamen Essen Ihre Befindlichkeit hinunterzuschlucken, wenn Sie stattdessen herauslassen, was gerade in Ihnen los ist, dann gehen Sie das Risiko ein, Nähe zu erleben. Es kann passieren, dass eine Beziehung durch Ihr selbstwirksames Verhalten intimer wird, dass Sie sich näherkommen als zuvor. Wenn Sie Ihr altes Verhalten aufgeben, mit dem Sie sich doch immer ein Stück weit hinter dem Essen versteckt haben, dann werden Sie merken, wie sich diese neue Nähe anfühlt und ob Sie davon vielleicht sogar mehr wollen.

Und Sie werden merken, wo Ihnen diese Nähe zu viel wird, Sie sich unwohl fühlen und lieber auf Abstand gehen wollen. Es ist gut, so klar zu spüren, ob eine Beziehung wohltuend und aufbauend oder beengend und übergriffig ist. Es ist sinnvoll, klar zu spüren, ob Ihr Gegenüber Sie unterschwellig respektlos behandelt, Sie dazu benutzt, sich selbst besser zu fühlen – oder ob man Sie wertschätzt und Ihnen zugleich größte Entscheidungsfreiheit einräumt. Wenn Sie die Qualität des Zusammenseins so klar wahrnehmen, dann können Sie auch bewusst entscheiden, ob Sie eine Beziehung pflegen oder lieber beenden wollen. Selbstwirksam zu essen, macht Sie klarer in Ihren Beziehungen.

Wie Sie die Zeit mit anderen auch ohne Essen genießen

Ich plädiere hier keinesfalls dafür, dass Sie zukünftig keine schöne Zeit mehr mit Ihren Freunden und Ihrer Familie verbringen sollen. Ich schlage nicht vor, Sie mögen sich kasteien und auf Ausgehen und Treffen verzichten. Ich rege nur an, dass Sie Essen und Zusammensein mit lieben und interessanten Menschen nicht immer automatisch miteinander verbinden. Es ist gut möglich, sich zu treffen und dabei auf Essen zu verzichten. Sie können von vorneherein eine Verabredung so treffen, bei der Sie sich klar offenhalten, ob Sie etwas zu sich nehmen werden oder nicht. Sie können Treffen anregen, die das gemeinsame Gespräch und die geteilte Zeit in den Mittelpunkt stellen.

Welche Reaktionen werden Sie in Ihrem Freundes- und Familienkreis auslösen, wenn Sie bei Treffen nichts essen? Möglicherweise stellen Sie fest, dass die Entkopplung von Nahrung und Verabredung für viele Ihrer Verabredungspartner völlig in Ordnung ist, wenn nicht sogar für diese selbst eine Entlastung. Viele Menschen essen gar nicht so gern und es erleichtert sie, wenn sie nicht bei jeder Verabredung gleichzeitig auch eine Mahlzeit nehmen müssen. Diese Treffen werden von Anfang an ein Heimspiel sein. Hier wird es eine gute Selbstverständlichkeit, dass Sie auch bei einem gepflegten Tee, einer Weinschorle, einem Mineralwasser oder Kaffee das Zusammensein mit Ihrer besten Freundin, Ihrem Bruder oder der netten Arbeitskollegin genießen.

Was Sie bei solch einem Treffen nährt, ist das gute Gespräch, das Vertrauen, das Sie in Ihr Gegenüber haben, die menschliche Wärme, die Sie aufbaut, das gemeinsame Lachen, das Ihre Probleme und Sorgen leichter macht, das Verständnis, auf das Sie bauen können, wenn Sie erzählen, was Sie bewegt. Sie genießen, dass Sie zusammen sind, ein kleines Stück Geschichte gemeinsam erleben. Sie feiern, dass Sie Ihr Leben frei gestalten können. Sie brauchen kein Essen, um sich erfüllt zu fühlen. Im Gegenteil, Essen könnte Sie sogar von der Qualität dieses Zusammenseins ablenken.

Beziehungen sind schön und erfüllend, auch ohne Essen. Sie bleiben trotzdem eine gute Tochter, ein guter Freund, Partner oder eine gute Kollegin. Sie haben den Spielraum, auch in Beziehungen nur dann etwas zu sich zu nehmen, wenn Sie hungrig sind.

Selbstwirksam essen heißt, dass Sie sich in einer Beziehung jederzeit die Freiheit nehmen können, nur dann zu essen, wenn Sie hungrig sind, und aufzuhören, wenn Sie satt sind.

Wenn Sie sich Verabredungen und gute Beziehungen ohne Essen noch schlecht vorstellen können, weil beides für Sie untrennbar zusammengehört, dann habe ich hier eine meiner Lieblingsübungen für Sie:

Übung 10: «Der Schnitzeltest»

Zunächst einmal denken Sie sich eine für Sie angenehme und typische Ausgangssituation, in der Essen und Gesellschaft zusammengehören. Beispielsweise könnten Sie mit Ihren Kindern bei Ihrem Lieblings-Inder schlemmen. Oder Sie könnten mit Ihren besten Freunden in Ihrem österreichischen Lieblingslokal sitzen, ein Schnitzel essen und sich dabei wunderbar fühlen. Die Frage dabei ist, geht es Ihnen so gut, weil das Wiener Schnitzel so köstlich schmeckt, oder macht Sie vielmehr die Nähe zu Ihren Freunden glücklich? Ich behaupte, dass ein Schnitzel (oder die Lotuswurzelbällchen) nicht ausschlaggebend sein können für Ihre gute Laune. Sie glauben mir nicht?

Wandeln Sie die Ausgangssituation etwas ab und stellen Sie sich als erstes Szenario diesmal vor, Sie sitzen immer noch mit Ihren engsten Freunden im gleichen schönen Ambiente zusammen und führen die gleichen anregenden Gespräche. Allerdings gibt es kein Schnitzel und Sie essen während des Abends nichts. Sie erleben also nur die Beziehung.

Und nun stellen Sie sich ein zweites Szenario vor: Das Schnitzel steht vor Ihnen auf einem weißen, sonst leeren Tisch. Aber diesmal sind Sie völlig alleine in einem kleinen, weiß gekachelten Raum ohne Fenster. Licht bekommen Sie nur von einer Neonleuchte oben an der Decke. Kein Laut ist zu hören. Sie erleben also nur das Essen.

Für welche der beiden Situationen würden Sie sich entscheiden, wenn Ihr Ziel wäre, sich wohlzufühlen und gute Laune zu bekommen?

Kapitel 9:
Die Magie des selbstwirksamen Essverhaltens: positive Disziplin

Auswege aus dem Esslabyrinth: zwei Beispiele

Sie haben sich jetzt durch acht Kapitel gelesen, in denen Sie sich ausgiebig mit Essverhalten im Allgemeinen und mit Ihrem Essverhalten im Speziellen beschäftigt haben. Vielleicht haben Sie sogar einige Übungen aus diesem Buch ausprobiert oder Anregungen im Text aufgegriffen und probeweise umgesetzt. Ich hoffe, ich konnte Sie davon überzeugen, dass Sie selbstwirksam essen können, und Sie dazu inspirieren, eigene Vorstellungen zu entwickeln, wie selbstwirksames Essverhalten für Sie persönlich aussehen könnte.

Bevor wir Lebewohl zu Cora und Susanne sagen, schauen wir uns noch einmal an, wie unsere beiden Heldinnen aus den vorangegangenen Kapiteln den Weg zu ihrem eigenen, selbstbestimmten Essverhalten gefunden haben.

Coras Verabschiedung vom ihrem alten Essverhalten hat sich innerhalb von einem Dreivierteljahr vollzogen. Ihre Schwäche beim Essen war, dass sie ihre Körpersignale nicht beachtet hat. Cora war mit ihrer Aufmerksamkeit grundsätzlich eher bei anderen Menschen und bei den Anregungen und Anforderungen, die von außen an sie herangetragen wurden. Auf ihr Innenleben hat sie wenig geachtet. Sie war ihren gewohnten Verhaltensweisen treu, weil sie wenig Bezug dazu hatte, dass sich ihre Bedürfnisse über die Jahre eigentlich verändert hatten. Ihre Scheidung ein Jahr zuvor war der Auslöser, sich mehr mit sich zu beschäftigen und etwas für sich selbst zu tun.

Cora wählt einen klaren Einstieg in die Umstellung ihres Essverhaltens. Sie beginnt von einem Tag auf den anderen, auf ihr Hunger- und ihr Sättigungsgefühl zu achten. Das ist in den ersten Tagen sehr ungewohnt und fordert sie stark. Wenn sie noch nicht so richtig hungrig ist, muss sie die Zeit überbrücken, bis sie aus Hunger essen kann. Mit der Übung «Wart ein Weilchen» kann sie diese kleine Weiche immer wieder richtig für sich stellen. Statt zu früh zu essen, verlagert sie ihre Aufmerksamkeit kurz auf sich selbst und nimmt sich und ihre Empfindungen wahr. Das hilft ihr, auf den richtigen Hunger zum Essen zu warten. Nach einigen Tagen wird sie allmählich zuversichtlich, dass sie es schaffen wird, immer zu warten, bis sie hungrig ist.

Ein weiteres Erfolgserlebnis stellt sich bei ihr nach drei Wochen ein. Das erste Mal in ihrem Leben kann sie ihren Stopp-Punkt bewusst wahrnehmen, der ihr beim Essen anzeigt, dass der perfekte Moment zum Aufhören gekommen ist. Sie freut sich: Auch sie kann offensichtlich ein feines Gespür für sich selbst entwickeln.

Coras Rezept ist, sich sehr genau an ihre Körpersignale zu halten. Mit der Zeit spürt sie sich selbst immer besser und merkt deutlicher, was körperlich, gedanklich und emotional in ihr vorgeht. Weil sie seltener und weniger isst, entsteht ein Raum in ihr, in dem sie sich wahrnehmen kann. Sie rückt in den Mittelpunkt ihrer eigenen Aufmerksamkeit.

Nach einem halben Jahr mit ihrem selbstwirksamen Essverhalten hat sie deutlich an Gewicht verloren. Das motiviert sie, sich damit zu beschäftigen, was sie schön an sich findet und wie sie sich zeigen will. Sie kleidet sich bewusster. Sie hat mehr Mut aufzufallen und ihre Weiblichkeit sichtbar werden zu lassen. Ihr Körper fühlt sich viel besser an. Sie ist leichter und beweglicher.

Cora sucht auch in Beziehungen mehr nach ihrem Weg, sie versucht zu sich zu stehen und öfter ihre eigenen Vorstellungen anzumelden. Einige Beziehungen haben sich schon etwas verändert. Sie sammelt Erfahrungen, wie andere sie annehmen, wenn sie mehr von sich zeigt. Sie hat zunehmend weniger Lust, ihre Zeit mit Menschen zu verbringen, die sie nicht so akzeptieren, wie sie ist, und die nicht auf sie eingehen.

Cora hat eigentlich nur ihr Essverhalten umgestellt. Aber genau das hat eine Entwicklung hin zu ihr selbst ausgelöst. Statt zu essen, ist sie sich ihrer selbst stärker bewusst, und das fühlt sich gut an, obwohl es nur eine Nebenwirkung ihres neuen Essverhaltens ist. Diese Erfahrungen sind typisch.

Auch Sie können von der Umstellung profitieren. Nicht nur Ihr Körper gewinnt, auch auf psychischer Ebene tut Ihnen selbstwirksames Essverhalten gut. Sie schaffen mehr Freiräume, um zu empfinden, was sich in Ihnen abspielt. Sie bekommen Ihr Innenleben besser mit, können schneller auf Ihre Wahrnehmungen reagieren. Sie spüren genauer, wie Sie sich fühlen, und verstehen besser, wie Sie denken. Sie erlauben sich mehr und grenzen sich rechtzeitig ab. Sie sind in Kontakt mit sich selbst und sorgen gut für sich.

Susanne konnte, anders als die frühere Cora, schon immer ganz gut wahrnehmen, wie sie sich fühlt und welche Bedürfnisse sie hat. Aber sie glaubt, wenig Spielraum für ihre Befindlichkeiten zu haben, denn sie steht ständig unter dem Druck, gut zu funktionieren. Von außen betrachtet ist recht deutlich zu sehen, dass Susanne extrem hohe Ansprüche an sich selber stellt. Aber Susanne kennt das nicht anders – für sie sind ihre Ansprüche normal. Dass sie für solch hohen Anforderungen oft keine Erfolgserlebnisse erntet, führt sie darauf zurück, dass sie nicht gut genug ist und sie sich noch mehr anstrengen muss. Für diesen dauernden Kampf braucht sie viel Energie. Und Trost und Ersatzbefriedigung braucht sie häufig, denn sie ist fast nie zufrieden mit sich selbst. Ihr Rezept dafür heißt Essen.

Susanne geht bei der Umstellung ihres Essverhaltens einen anderen Weg als Cora. Im Coaching bei mir hat sie herausgefunden, dass sie dauernd unter Druck steht, weil sie unzufrieden mit sich selbst ist. Bisher hat sie gegessen, um sich zu entspannen und den Druck zu lösen.

Um aus diesem Kreislauf auszusteigen, führt sie allabendliche Entspannungsphasen vor ihrer Abendmahlzeit ein. Nach der Entspannung ist der Druck zumindest so weit von ihr gewichen, dass sie rechtzeitig mit dem Essen aufhören kann. Aber sie ist auch offener dafür, diesen ständig auf ihr lastenden Druck wahrzunehmen. In vielen Alltagssituationen, in denen sie früher zu einem Brötchen oder einem Snack gegriffen hätte, merkt sie jetzt, dass sie gerade unter Druck steht. Die Frage, woher dieser kommt und was Susanne dagegen tun kann, rückt mehr in den Vordergrund. Ihre erste Idee ist die, dass der

Zwang von außen kommt und sie dagegen machtlos ist. Während sie ihr Leben normal weiterlebt, achtet sie einerseits mehr auf bewusste Entspannung, erforscht aber andererseits auch, was sie selbst tut, um den Druck auf sich zu erhöhen. Sie stellt fest, dass sie hohe Anforderungen an sich selbst stellt und sie viel Verantwortung für andere übernimmt, was sie zusätzlich stresst.

Sie beginnt, sich selbst gegenüber eine positive, wertschätzende und einfühlende Haltung im inneren Gespräch einzunehmen. Ihr Umgang mit sich selbst ist jetzt weniger von Perfektionismus geprägt, sie orientiert sich mehr an ihren eigenen Bedürfnissen. Außerdem hat Susanne damit aufgehört, sich für ihr Gewicht und ihr übermäßiges Essen selbst schlecht zu machen. Dadurch entwickelt sie allmählich größere Entscheidungsfreiheit in den Momenten, in denen sie die Esslust überkommt, obwohl sie satt ist. Sie kann jetzt manchmal auf Nahrungsmittel verzichten und trotzdem halbwegs entspannt bleiben.

Susanne ist auf dem Weg, zufriedener mit sich selbst zu werden. In alter perfektionistischer Manier überkommt sie manchmal noch die Ungeduld, weil die Umstellung für ihren Geschmack zu lange dauert und weil sie noch nicht so viel abgenommen hat, wie sie sich vorgenommen hatte. Mittlerweile erkennt sie darin ihr altes Muster, mit dem sie den Druck auf sich erhöht. Dann kann sie etwas loslassen und entspannen. Ihre Perspektive verschiebt sich allmählich dahin, dass sie vieles leichter nimmt und einiges in ihrem Leben einfacher gestaltet.

Warum für Sie positive Disziplin ein Segen ist

Ist Susanne nicht einfach weniger diszipliniert als vorher? Warum sollte ihr das dabei helfen, weniger zu essen? Vielleicht erinnern Sie sich daran: Wir haben bereits über Disziplin gesprochen und herausgearbeitet, dass sie zwar ein wichtiger Baustein für selbstbestimmtes Essverhalten ist, Disziplin allein aber nicht ausreicht. Was unterscheidet Selbstwirksamkeit von bloßer Disziplin?

Selbstwirksamkeit ist der Disziplin in manchen Dingen tatsächlich ähnlich. Disziplin gibt Ihnen eine klare Linie beim Handeln vor. Sie motiviert Sie, treu und strikt an Ihrem Plan festzuhalten. Sie gibt Ihnen die Kraft, Ziele zu verfolgen und alle notwendigen Schritte umzusetzen.

Aber wie Sie im dritten Kapitel bereits gesehen haben, beinhaltet Ihre Disziplin möglicherweise einen abwertenden inneren Dialog und wirkt dadurch negativ auf Sie ein. Diese Art der Beherrschtheit verletzt Sie durch ein strenges Urteil. Sie überfordert Sie durch Perfektionsanspruch und überhöhte Ziele. Sie ignoriert Ihr Bedürfnis nach Wertschätzung und Liebe. Sie macht Ihre Eigenheiten dem Boden gleich.

Deshalb ist Selbstwirksamkeit mehr als reine Disziplin. Selbstwirksamkeit setzt alles, was mit Ihnen, Ihrem Dasein und Ihren Handlungen zu tun hat, in einen positiven Rahmen. Selbstwirksamkeit ist immer mit einem positiven inneren Dialog verbunden, der Ihnen Wertschätzung entgegenbringt und Sie aufbaut. Eine solche Haltung nimmt Rücksicht darauf, wie viel Sie im Moment leisten können, sie geht liebevoll mit Ihnen um und hütet Ihre Eigensinnigkeit und Ihre Besonderheiten wie einen Schatz.

Selbstwirksamkeit ist positive Disziplin. Positive Disziplin macht Sie stark genug, Ihre Zweifel, Ihre Widerstände und Ihre Bequemlichkeiten zu überwinden. Sie verankert Sie mit beiden Beinen auf dem Boden der Tatsachen. Ihr positives inneres Zwiegespräch sorgt dafür, dass Sie freudig lernen, ermutigt Sie, das Neue zu wagen und Unsicherheit auszuhalten.

Selbstwirksamkeit ist Liebe zu sich selbst, ist die Zugewandtheit zu all dem, was Sie ausmacht. Deswegen können Sie sich auch anderen gegenüber zugewandt und wertschätzend verhalten. Die positive Disziplin, die Sie durch Selbstwirksamkeit aufbauen, wirkt sich heilsam auf Sie aus. Wenn Sie in Ihrem inneren Dialog einen liebevollen erwachsenen Berater und Begleiter an Ihrer Seite haben statt eines strengen und gefühllosen Richters, dann können Sie aufblühen.

Ich weiß nicht, wo Sie jetzt gerade stehen. Wenn Sie sich eher aufseiten der Hilflosigkeit wähnen und sich daher mit selbstwirksamem Essverhalten überfordert fühlen, dann heißt das keineswegs, Sie wären tatsächlich ein hoffnungsloser Fall. Keiner verlangt einem Genesenden die gleiche Leistung ab wie einem Schwergewichtheber.

Eines ist sicher: Ihre Leistungsgrenze steht nicht auf immer und ewig in Stein gemeißelt fest. Sie lässt sich verändern, indem Sie Kraft und Ausdauer durch Übung stärken. Selbst wenn Sie ganz unten stehen, können Sie in niedrigster Dosierung trainieren. Jede Trainingseinheit macht Sie ein wenig kräftiger, ein wenig ausdauernder. Jedes Mal, wenn Sie auf Ihr Körpersignal hören und erst bei Hunger essen, trainieren Sie Ihr neues Essverhalten. Jedes Mal, wenn Sie es schaffen, gleich nach dem Stoppsignal mit dem Essen aufzuhören, werden Sie selbstwirksamer. Wenn Ihnen manchmal die Kraft zum Handeln fehlt, dann hilft es schon etwas, einen neutralen statt eines negativen Gedankens zu fassen, selbst das bringt Sie ein kleines bisschen voran.

Ich möchte Ihnen ans Herz legen, bald Ihren ersten Schritt in ein selbstwirksames Essverhalten zu tun und danach, so gut es geht, am Ball zu bleiben. Nicht Perfektionismus ist gefragt. Es braucht eine flexible Beharrlichkeit, die zwar ab und zu ausscheren mag, aber nach kurzer oder längerer Pause wieder in Gang kommt. Fordern Sie sich – auch wenn das ganz behutsam geschieht. Setzen Sie sich so kleine Ziele, dass Sie garantiert eine Bestätigung erzielen können. Ihr Einsatz wird sich auszahlen.

Zu großer Ehrgeiz bringt Sie jetzt nicht weiter. Wenn das Gebot Sie überfordert, ab 18 Uhr nichts mehr zu essen, dann ist es kein gutes Gebot. Vielleicht ist es für Sie eher machbar, zwar ab 18 Uhr zu essen wie immer, aber vor jeder Mahlzeit eine Minute zu warten und in dieser Zeit bewusst auszuhalten, was geschieht. Was Sie jetzt brauchen, sind Erfolgserlebnisse, denn diese positive Bestätigung unterstützt Sie dabei, allmählich immer selbstwirksamer zu werden.

Vielleicht wenden Sie jetzt ein, dass Sie die Minute zwar warten könnten, Sie so aber nie abnehmen werden und dieser Schritt viel zu klein ist, um überhaupt noch jemals Ihr Essverhalten zum Positiven zu verändern. Dabei lassen Sie allerdings außer Acht, dass kleine Erfolge Ihnen die Rückmeldung geben, dass Sie in der Lage sind, sich zu kontrollieren. Diese Erfolge stärken Sie. Mit der Zeit können Sie sich etwas größere Schritte verordnen, die Sie dann auch gut bewältigen können, weil Sie vorher trainiert haben. Die etwas größeren Schritte werden Ihnen etwas größere Erfolgserlebnisse bringen und diese werden Sie weiter stärken. So gelingt Ihnen der Einstieg in eine Erfolgsspirale. Ihre Selbstwirksamkeitsmuskeln werden immer kräftiger und ausdauernder, Ihre Fortschritte im Essverhalten werden allmählicher größer, Ihr Selbstvertrauen wird immer besser spürbar.

Sie können sich immer an das erinnern, was Sie über erlernte Hilflosigkeit und Selbstwirksamkeit gelernt haben. Das wird Ihnen helfen, an sich und ihre Fähigkeiten zu glauben. Sie können sich daran festhalten, dass Sie Ihr Essverhalten in den Griff bekommen, ganz einfach, weil das grundsätzlich möglich ist und weil nichts dagegen spricht, dass auch Sie persönlich Ihre Ziele erreichen können. Wenn Sie einen Rückfall in altes Essverhalten erleben – kein Problem, so etwas passiert. In dem Moment, wo Sie zu sich kommen, können Sie die Reißleine ziehen und wieder in Richtung Ihres neuen Essverhaltens steuern. Wo Sie rückfällig geworden sind, können Sie genauso gut auch wieder «vorfällig» werden. So bekommen Sie die Kurve.

Happy End: Was das Beste an Ihrem neuen Essverhalten ist

Wie wäre es mit einem Ausblick, mit einer gewagten Vision davon, was Sie am Ende erwarten könnte, wenn Sie sich auf den Weg zu Ihrem selbstwirksamen Essverhalten machen?

Stellen Sie sich vor, Ihr Weg gelingt und Sie kommen an in Ihrem selbstwirksamen Essverhalten. Endlich fällt das alte Muster von Ihnen ab und Sie sind erlöst von seinem Bann. Essen ist jetzt einfach: Sie spüren Ihre Körpersignale und richten sich danach. Zu Recht dürfen Sie stolz sein, zufrieden mit sich und Ihrem neuen Essverhalten.

Zu schön, um wahr zu sein? Der Sinn von Visionen ist, das Ziel klar und strahlend vor Ihr inneres Auge zu rücken, damit Sie im Voraus fühlen können, wie es sein wird, wenn Sie dort angekommen sind. Es gibt sie, die Menschen, die keinerlei Probleme mit Essen haben. Warum sollten Sie diesen Zustand nicht ebenfalls erreichen können? Warum sollte das zu schön sein, um wahr zu sein, wenn es doch für andere wahr ist? Ihre Bescheidenheit in Ehren – Sie müssen Ihr Ziel nicht erreichen. Aber Sie können es.

Das Beste an Ihrem neuen Essverhalten ist nicht, dass Sie abnehmen oder einen flachen Bauch bekommen. Das Beste ist eindeutig, dass Sie jetzt sicher sind, so unglaublich viel schaffen zu können von all dem, was Sie sich vorgenommen haben. Sie haben Selbstwirksamkeit an Ihrem Essverhalten trainiert und sind dadurch automatisch auch fähig, in allen anderen Bereichen Ihres Lebens selbstwirksam zu sein.

Mit jeder richtigen Entscheidung, mit jeder guten Handlung im Hinblick auf Ihr Essverhalten trainieren Sie Ihre Selbstwirksamkeit insgesamt und schaffen sich dadurch die Möglichkeiten, immer mehr Ihrer Ziele und Pläne erfolgreich umzusetzen. Sie können zu Recht stolz auf sich sein. Und Sie wissen, dass Sie in guten Händen sind bei sich selbst, dass Sie ein guter Anwalt Ihrer eigenen Belange sind und ein Macher, auf den Sie sich voll und ganz verlassen können.

Selbstwirksamkeit ist eine wirklich hervorragende Eigenschaft. Vielleicht ist es sogar die wichtigste Eigenschaft von allen, denn sie hat eine absolute Schlüsselfunktion für Ihr Leben.

Wichtig ist das Gefühl, dass Sie die- oder derjenige sind, die oder der Ihr Leben bestimmt. Wichtig ist, dass Sie selbst gestalten können, wie Sie leben wollen und was Ihnen wirklich wichtig ist. Sie finden Ihr Glück darin, Ihre persönlichen Freiräume zu gestalten, Grenzen zu erweitern und Spielräume zu nutzen. Sie bringen durch Ihr Handeln neue Tatsachen in die Welt und setzen Zeichen, die durchaus die Welt verändern – auch wenn Ihr Einfluss vielleicht auf Ihr persönliches Umfeld begrenzt ist.

Das verspricht eine neue Lebensqualität: lebendig, wach, zärtlich und auch kraftvoll. Sie genießen das Zusammensein mit sich selbst, wo Sie früher vielleicht auf der Suche waren nach etwas von außen Kommenden, das Sie erfüllt, glücklich und ruhig macht. Jetzt ist es das Bei-sich-Sein, das Sich-selbst-Annehmen, was Ihnen genau diese Erfüllung, dieses Glück und diese Ruhe bringt. Und das ist völlig stimmig so, denn Sie sind der Mensch, mit dem Sie in Ihrem Dasein die meiste Zeit verbringen. So gesehen sind Sie die größte Liebe Ihres Lebens.

Dank

Ich danke meinen Probeleserinnen, die Tage Ihrer kostbaren Zeit in mein Projekt investiert haben. Ihre aufmerksame und konstruktive Kritik hat zu fruchtbaren Diskussionen geführt, die allesamt diesem Buch zugutegekommen sind. Dank an Marina Hannover, die den roten Faden im Buch zum Thema gemacht hat. Dank an Heike Richter, die das Buch aus der Meta-Ebene einer Vielleserin und Bibliothekarin gescannt und mir wertvolle Rückmeldungen gegeben hat. Besonderen Dank an Monika Haase, die sich regelrecht leidenschaftlich mit dem Buch und seinem Inhalt auseinandergesetzt hat und mit ihrem Esprit und ihren Anregungen wichtige Impulse setzte und mich beflügelte. Ein Dankeschön geht auch an Bettina Schilling, die mit geübtem Methoden-Blick die Übungen überprüft hat.

Meinem Mann Tim danke ich herzlich für seine männliche Sicht auf das Thema, für seine klaren Rückmeldungen und für seine bedingungslose Unterstützung.

Und ein Dank geht an Felicitas, die durch die Frage «Wie weit bist du eigentlich mit deinem Buch?» das Projekt auf meiner Agenda wieder auf einen der obersten Plätze geschubst hat.

Vielen Dank auch an meine Mentoren in Sachen Schreiben: Klaus Reinhard, der mir eine Brücke zum Verlag Hans Huber gebaut hat – und in Sachen Exposé an Momo Evers und Gitte Härter. Und vielen Dank an Tino Heeg vom Verlag, der das Vertrauen in mich gesetzt hat, ich könne einen brauchbaren Text abliefern.

Vor allem danke ich auch meinen Klientinnen und Klienten, meinen Kursteilnehmerinnen und Kursteilnehmern dafür, dass sie mir ihr Vertrauen entgegenbringen und sich öffnen. Sie erlauben mir, sie zu begleiten – das macht mein Leben reich und fruchtbar. Viele ihrer Anregungen sind in dieses Buch eingeflossen.

Kurse, Coaching und Kontakt

Liebe Leserinnen und Leser, ich freue mich über Ihre Rückmeldungen zum Buch und den darin enthaltenen Übungen.

Infos zu meinen Workshops und zum Coaching sowie einen Kontakt-Link finden Sie auf meiner Website www.musenschokolade.de

Literatur

Bandura, Albert: «Self-Efficacy in Changing Societes». Cambridge: Cambridge University Press, 1995

Harris, Thomas A.: «Ich bin o.k. Du bist o.k. Wie wir uns selbst besser verstehen und unsere Einstellung zu anderen verändern können». Reinbeck bei Hamburg: Rowohlt, 1973

Hermanussen, Michael / Gonder, Ulrike: «Der Gefräßig-Macher. Wie uns Glutamat zu Kopfe steigt und warum wir immer dicker werden». Stuttgart: Hirzel Verlag, 3. Auflage 2011

Kabat-Zinn, Jon: «Zur Besinnung kommen. Die Weisheit der Sinne und der Sinn der Achtsamkeit in einer aus den Fugen geratenen Welt». Freiamt im Schwarzwald: Arbor Verlag, 3. Auflage 2008

Schimpf, Monika: «Selbstheilung von Essstörungen für langjährig Betroffene». Dortmund: Borgmann Publishing, 4. Auflage 1999

Seligman, Martin: «Flourish – Wie Menschen aufblühen: Die positive Psychologie des Gelingens». München: Kösel Verlag, 2012

Seligman, Martin: «Hilflosigkeit». München: Urban und Schwarzenberg, 1976

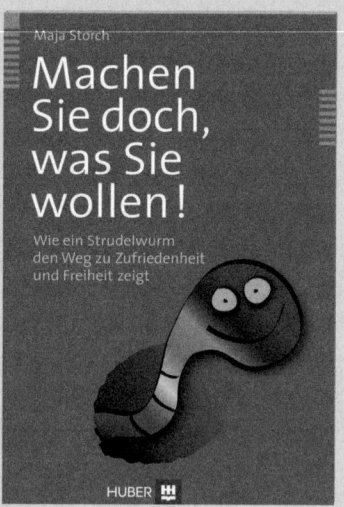
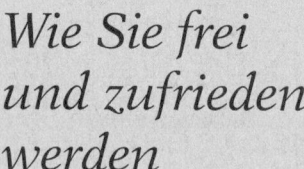 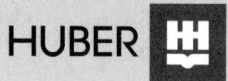

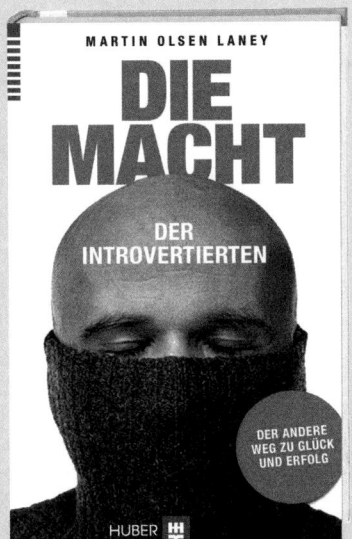

Wie die Unauffälligen triumphieren können

Marti Olsen Laney ist Psychologin und Expertin für Introversion. In diesem Ratgeber klärt sie darüber auf, was es heißt introvertiert zu sein, und zeigt mit vielen praktischen Tipps für alle Lebenslagen, wie Sie als introvertierter Mensch erfolgreicher und glücklicher leben können.

«Bezaubernd, praktisch und tiefsinning … dieses Buch zeigt erstmals, wie introvertierte Menschen ihr Leben besser steuern können.»
Phil Zimbardo

Marti Olsen Laney
Die Macht der Introvertierten
Der andere Weg zu Glück und Erfolg
2013. 302 S., 4 Abb., Gb
€ 24.95 / CHF 35.50
ISBN 978-3-456-85227-0

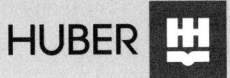

www.verlag-hanshuber.com

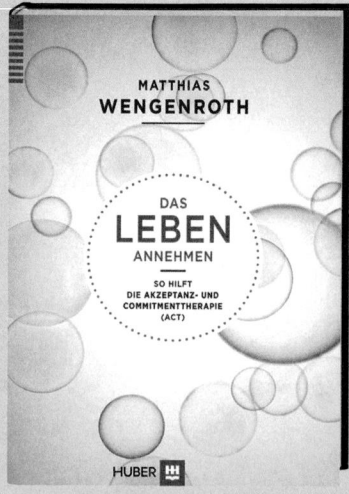
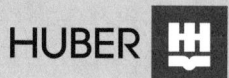